Ojiichan

F✲SF✲R✲

OSCAR NAKASATO

# Ojiichan

*Para meus avós Koji Nakasato, Tama Nakasato,
Fusaji Tanabe e Mitsu Tanabe, que vieram
do Japão e me tornaram brasileiro*

*Tem horas antigas que ficaram muito mais perto da gente do que outras, de recente data.*

Guimarães Rosa, *Grande sertão: veredas*

*Viver além dos quarenta é indecente, vulgar, imoral!*

Fiódor Dostoiévski, *Memórias do subsolo*

- 13 Sem olhar para o pai, disse, viu, *tōchan*?, eu mandei cortar o pé de jabuticaba
- 21 O país inteiro estava triste no dia do seu aniversário
- 31 Professor João Pedro, a matemática é muito mais que somar quatro notas e dividir o resultado por quatro para aprovar ou reprovar o aluno
- 40 Olhou ao redor e viu uma velha caixa de papelão no chão, no canto da sala, com o seu nome escrito com pincel atômico em um papel sulfite
- 45 Pegou o taco com as duas mãos, arqueou as pernas, mas se equivocou no cálculo da força, e a bola desenhou uma curva muito antes de atingir a outra
- 53 Satoshi queria lhe perguntar se havia possibilidade de sua filha morrer, se ficaria com sequelas se sobrevivesse, mas ficou calado, preferindo o leve conforto da ignorância
- 63 Não leve o cachorro para o apartamento, aconselharam alguns amigos, é um vira-lata, não é?
- 70 Ao lado do parquinho, um flamboyant envelhecido e florido, com tronco e galhos retorcidos, alaranjava o lugar

74 Ela não sabe mais quem eu sou, Satoshi disse um dia ao seu amigo Hiroshi, e eu não sei mais quem ela é

80 Sr. Satoshi, disse com a voz afetada, ajeitando os cabelos, fiquei tão surpresa quando o senhor me telefonou, pensei que tivesse me esquecido

83 Onde estiver um irmão, o outro há de estar também, predicava à mesa, onde todos tinham assento, cada um o seu, predeterminado

87 O que o conduzia à janela era um gosto pela vida, uma necessidade de vê-la além do seu apartamento

91 Mas não é assim o verdadeiro amor, uma reinvenção a cada abraço?

95 D. Estela, me desculpe se eu pareço um velho bisbilhoteiro, disse ele quando conversaram pela primeira vez

100 Não se via no tabuleiro uma torre traçando a sua vida por um caminho diagonal, nem um cavalo seguindo em linha reta

109 Parecia que estava descendo uma ladeira, e não havia meios de subir... e nem mesmo de parar de descer

115 Então viu uma pequena planta que seus olhos cansados de biólogo não conseguiram identificar no vão entre a calçada e a mureta na qual se erguia a grade do parquinho

118 Ficava horas sentada no sofá sem se dar conta do tempo, que ao seu redor seguia despretensiosamente o seu ritmo eterno

124 Talvez tenha passado o resto da vida só enxergando as coisas, sem vê-las, sussurrou Altair

130 Tantos anos no Japão, e seguir para aquele país, após dois meses na casa do pai, significava ir, e não retornar, pois o Brasil ainda era a sua casa

139 O professor Décio se juntou a eles e disse que o apelido Satossauro fora criado pelos alunos que mais gostavam de Satoshi, acrescentando, em voz baixa, que a professora Ângela nunca teve apelido porque ninguém a suportava

145 É o nosso primeiro jantar em família, disse ela após um silêncio incômodo, logo a gente se acostuma

156 Estava inquieto, e lhe pareceu que Kimiko custou mais para conciliar o sono que em outros dias, e isso o irritou

160 Douglas explicou que os cachorros gostam da companhia de outros cachorros, mas afirmou que os animais domesticados se sentem seguros e felizes com os seus donos

# Sem olhar para o pai, disse, viu, *tōchan*?, eu mandei cortar o pé de jabuticaba

Um homem está velho quando não consideram mais a sua opinião. Satoshi compreendeu de vez que envelhecera quando cortaram a jabuticabeira. Retornava de uma viagem de alguns dias a São Paulo, onde visitara a irmã Miyuki, que enviuvara há três semanas. Ao contrário do que ocorria antigamente, quando dormia a viagem inteira, ele deu apenas umas cochiladas, embora a poltrona do ônibus fosse bastante confortável, reclinando-se quase cento e cinquenta graus. Satoshi esticou as pernas, pousando os pés sobre os apoios debaixo do assento dianteiro, pôs na cabeceira do encosto a pequena almofada — que a filha insistira para ele levar na viagem —, e posicionou a poltrona em sua reclinação máxima. O motorista apagou as luzes internas, e ele fechou os olhos. Satoshi estava cansado, embora tivesse passado quase o dia inteiro somente conversando com a irmã. Depois do almoço, ela fora ao quarto descansar um pouco, e ele aproveitou para ir ao bairro da Liberdade comprar algumas lembranças para a esposa e para a filha. Retornou em menos de duas horas, pois a casa da irmã ficava próxima a uma estação de metrô, então pudera ir à Liberdade sem necessidade de baldeação. Após o jantar, o sobrinho o acompanhou até a rodoviária da Barra Funda.

No ônibus, Satoshi tentava esvaziar a mente para buscar o sono. Quando percebeu que não conseguiria dormir, retornou a poltrona para uma posição com menor inclinação, abriu uma fresta da cortina e passou quase todo o trajeto, de pouco mais de nove horas, observando o que era possível na madrugada de quase lua cheia. Com a cabeça reclinada no encosto da poltrona, via a paisagem noturna obliquamente. Os morros distantes eram manchas escuras, e deles se viam apenas os contornos delineados em função do firmamento clareado pela lua. As árvores mais próximas surgiam e desapareciam na velocidade controlada pelo pé do motorista. As imagens imediatas eram mais visíveis, mas a cada instante eram consumidas pelo movimento do ônibus e do tempo, enquanto a paisagem distante teimava em suas retinas, insistindo em ficar. Satoshi pensou em Kimiko, que não o aguardava, porque não sabia que o esposo viajara, ou porque se esquecia com frequência de que era casada e esperava o domingo para ir ao *kaikan* com os pais para ensaiar uma dança ou cantar músicas japonesas. Preocupava-se com ela, conquanto soubesse que estava em segurança com a sua filha.

A visita à irmã viúva entristeceu Satoshi além de sua expectativa. Quando ela lhe abriu a porta da casa, sorriu, mas era um sorriso lânguido, que lhe lembrou alguma cena de um filme de Charles Chaplin. Como estava envelhecida a sua irmã! Os cabelos brancos dois dedos a partir da raiz e as unhas com restos de esmalte testemunhavam a sua pouca adesão à vida. Um dos sobrinhos de Satoshi lhe fazia companhia. Ele explicou que se revezava com os outros três irmãos, e cada dia um deles ia à casa da mãe para passar a noite com ela. Jantavam juntos e, no dia seguinte, acordavam muito cedo, tomavam café, e o filho saía para trabalhar. Que bom que o senhor está aqui, disse, já deixando a mesa e pegando uma mochila acomodada sobre o sofá, o tio pode fazer companhia pra ela nestes dias que ficar em São Paulo.

Miyuki tinha sete anos mais que Satoshi, por isso ele se lembrava dela já mocinha quando ainda era um moleque. Como irmã mais velha, protegia-o de algumas brincadeiras brutas dos irmãos maiores, que eram, no entanto, mais novos que ela. Aos seis anos, quando Satoshi começou a estudar, Miyuki foi incumbida pelos pais de acompanhar o irmão pela estrada de terra do sítio onde moravam até a escola rural. No final da tarde, às cinco e meia, ela estava no pátio aguardando-o para acompanhá-lo até a casa. Numa dessas ocasiões, Satoshi percebeu, espantado, que a irmã tinha seios. Alguns anos depois, quando ele próprio já era adolescente, trancou-se no quarto para não conhecer o namorado de Miyuki, mas seus pais o obrigaram a abrir a porta, e Satoshi teve de sentar à mesa para o almoço preparado para o rapaz. Era o homem que deixaria a irmã viúva.

Na outra vez que Satoshi foi a São Paulo, há aproximadamente seis anos, Miyuki estava feliz porque começara a frequentar aulas de dança de salão, onde pegava qualquer velho disponível, segundo ela, já que o marido não a acompanhava, e fazia planos de viagens, porque os netos já estavam grandes e não precisavam mais de seus cuidados. Viajaria também sozinha, pois o esposo se tornara irremediavelmente caseiro. Sozinha não, corrigiu a si própria, eu vou com as minhas amigas. Mostrou alguns folhetos com imagens coloridas e brilhantes de agências de viagens que anunciavam excursões de ônibus para diversas partes do país. Satoshi, daqui pra frente eu vou é tratar de me divertir, dizia para o irmão. Ela, que, depois do casamento, encontrara seu modo de ser feliz se dedicando à família e aos afazeres domésticos. Agora viúva, diabética e com problemas renais, aguardava a decisão dos quatro filhos sobre o lugar onde moraria.

Cecília foi buscar o pai na rodoviária e lhe perguntou apressadamente da tia, dos primos que não via há muitos anos e com os quais quase não tinha mais contato. O tom da pergunta era protocolar, mas a resposta de Satoshi foi longa. A conversa iniciou na rodoviária e continuou no carro. Ele disse que todos ainda estavam bastante abatidos, pois a morte do seu cunhado fora inesperada, e deu detalhes sobre como cada um estava retomando a rotina de sua vida. Satoshi confessou a sua preocupação com a irmã, que estava doente e precisaria se mudar da casa, onde morava há muitos anos, para viver com um dos filhos. Cecília retrucou, mas é melhor pra ela, não é? Depois Satoshi quis saber de Kimiko, se estava bem, com quem ficara, e a filha lhe explicou que pedira à d. Margarida, a sempre prestativa vizinha, para fazer companhia à mãe enquanto estivesse fora. Cecília, então, disse ao pai que tinha algumas surpresas. Ele olhou para a filha, que dirigia com tranquilidade, segura das manobras que fazia. Não gosto de surpresas, retrucou, demonstrando uma rabugice incomum e surpreendendo a si mesmo. Cecília sorriu: Quando a gente chegar em casa, *tōchan* vai ver. E emendou outra conversa — falava como um carro sem freio essa sua filha. Falou do filho: ele lhe telefonara de Belo Horizonte para contar que a pastelaria que abrira após ter sido demitido do antigo emprego estava com pouco movimento, e ela estava preocupada. Gustavo era impetuoso, foi demitido porque não tinha paciência e discutira com um cliente da loja de telefones celulares, onde era gerente. E estabeleceu uma pastelaria num arroubo de ânimo e ingênuo otimismo sem nem saber os ingredientes de uma massa de pastel.

Chegando à casa, Cecília ajudou o pai a retirar a mala do carro e, enquanto ele a arrastava com suas rodinhas um pouco travadas pela garagem, apressou-se em abrir a porta gradeada de metal que dava acesso aos fundos do terreno, onde ficava a lavanderia, uma pequena varanda e um espaço aberto. Peri já esperava do outro lado e, quando a porta se abriu, correu em direção ao dono, abanando o rabo. Depois ele rodeou o homem, lançando as duas patas dianteiras sobre as suas pernas e se equilibrando sobre as traseiras. O cachorro, de raça indefinida, com seu pelo ordinariamente acaramelado, esfregou o focinho na calça de Satoshi. Ele largou a mala no chão e agachou com alguma dificuldade para retribuir o carinho do animal, passando a mão sobre a sua cabeça.

"Se comportou direitinho, Peri?"

Depois Satoshi levantou, deu dois passos após a porta e viu o que haviam feito com a jabuticabeira — a jabuticabeira que ele mesmo plantara. Na outra casa em que morava com a família, o quintal era grande, e havia várias árvores frutíferas: um pé de tangerina, outro de mexerica, uma mangueira enorme, uma goiabeira e uma jabuticabeira. Quando eles se mudaram, já há quase trinta anos, e ele viu aquele tiquinho de terra, quis plantar pelo menos um pé de fruta, e decidiu por um pé de jabuticaba, porque sabia que pé de jabuticaba não cresceria muito. Comprou uma muda enxertada na feira, adubou a terra com esterco de galinha, plantou, regou. Agora, ao ver aquele vazio, aquela clareira, sentiu uma vertigem e precisou se apoiar na parede com a mão. Cecília não percebeu. Sem olhar para o pai, disse, viu, *tōchan*?, eu mandei cortar o pé de jabuticaba. Mas como? Quem disse a ela que poderia cortar a jabuticabeira? Ela prosseguiu, animada, há quanto tempo ninguém sobe mais nesse pé, né, *tōchan*?!

"Antigamente tinha as crianças, o Gugu, as meninas do Roberto, até os meninos daquele primo, o Jorge. Por onde anda o Jorge, *tōchan*?"

Satoshi se lembrava desses garotos, que moravam em um apartamento pequeno e, quando vinham à casa, adoravam subir na jabuticabeira. Realmente ninguém mais colhia as frutas, que secavam no pé. E *tōchan* vai ver a sala de jantar, disse Cecília, cada vez mais entusiasmada, como ficou mais clara, mais arejada.

"E depois que a gente fez a calçada em volta, era só sujeira, as jabuticabas caíam e espatifavam no chão, *tōchan* mesmo reclamou, e ficava aquela coisa grudada, aquela nojeira. Fora os passarinhos que ficavam nos galhos e cagavam. A Cleuza precisava esfregar com a espátula, porque só com a vassoura não dava."

Satoshi se cansava de ouvir a filha, que falava rápido demais. Ela mesma foi quem quis fazer a calçada, ela e o irmão, que nem morava na casa — estava longe, lá no Japão, e seguia dando palpites. Um dia Cecília disse, porque essa terra em volta da jabuticabeira não dá mais, *tōchan*, e aquele cantinho que a mamãe plantava cebolinha e rúcula, aquele cantinho não serve pra mais nada depois que ela ficou doente.

Peri estava ao lado de Satoshi e parecia compreender a sua frustração. Ora olhava para o mesmo vazio que o homem encarava, ora erguia os olhos para ele. Peri também perdeu com o corte da jabuticabeira, pois aproveitava a sua sombra, estirando-se na calçada, recebendo os poucos raios de sol que escapavam dentre a folhas miúdas.

Os três vasos de orquídeas que ficavam pendurados na jabuticabeira estavam dispostos ao lado do muro, expostos diretamente ao sol. Satoshi deixou a mala e levou-os até a sombra da varanda. Depois encontraria um lugar adequado para eles. Em seguida, caminhou até o espaço vazio que restara, colocou o pé sobre o toquinho que ficara. Os dez centímetros que sobraram da jabuticabeira. A filha não entendeu o significado daquele gesto. Ela caminhou até o pai.

"A Cleuza vai gostar, só quero ver o que ela vai falar."

Satoshi ficou mais alguns instantes naquele lugar, que lhe parecia claro demais. Ele gostava também de sombras. Virou-se, seguiu para a cozinha, é, a Cleuza vai gostar.

As surpresas não pararam. Quando Satoshi entrou na sala de jantar, viu a mesa nova, as cadeiras novas, um brilho que nem era de verniz — porque a mesa velha ele mesmo havia lixado e passado o líquido grosso e viscoso nela, e não brilhava daquele jeito nem quando era nova. A maior parte do tampo era de vidro transparente, e a madeira de mogno que o emoldurava era abaulada nas beiradas. Peri se apressou em se ajeitar sob a mesa, do mesmo modo como fazia embaixo da antiga. Cecília, sorrindo, orgulhosa dos móveis que tinha comprado, falou, viu que bonito, *tōchan*? E foi explicando que tinha comprado aquelas cadeiras almofadadas porque ninguém mais usava *zabutons*. É muito mais macio que os *zabutons*, disse, e *tōchan* não vai sentir dor na bunda de jeito nenhum. Mas ele nunca havia sentido dor na bunda ao sentar — de onde Cecília tirara essa informação disparatada? Suas nádegas tinham bastante carne, e os *zabutons* que a mãe dela fizera há mais de duas décadas eram suficientes para amaciar o assento duro das cadeiras. Ele se aproximou, passou a mão na mesa, a superfície tão lisinha e tão fria que sentiu um calafrio. Senta, *tōchan*, experimenta, disse a filha.

Satoshi sentou e viu Peri esparramado sobre o piso de madeira, aguardando o carinho que sempre fazia nele com os pés, mas ainda estava com os sapatos. A cadeira era realmente muito confortável, a bunda afundava na almofada. Pensou que talvez aquelas cadeiras fossem mesmo melhores para Kimiko. Ela, com aquela magreza. Virando-se para a filha, sua mãe gostou? E Cecília respondeu, *tōchan* não imagina, cada vez que *kāchan* senta, ela diz, que gostoso!

Foi para a sala, a filha atrás. Kimiko estava acomodada na ponta de um sofá, que ele não reconheceu. A vizinha ao seu lado. O antigo sofá vermelho e as duas poltronas haviam sido substituídos por dois sofás novos, marrons, modernos, um grande e um menor, um de frente para o outro. Não é de couro, *tōchan*, Cecília se justificava, porque de couro natural é muito caro, mas engana bem, não engana? Ele não respondeu, e ela continuou, a Silvia veio aqui e perguntou se era de couro.

"Imagina, *tōchan*, isso não é pergunta que se faça, mas eu menti, respondi que sim, que era de couro, e ela fez uma cara de tacho porque pensou que eu ia dizer que não era."

Ele disse *tadaima* para a esposa e agradeceu a mulher que lhe fazia companhia, a senhora sempre socorrendo a gente, d. Margarida. Kimiko sorria o sorriso de quem não sabia o que estava acontecendo, enquanto coçava o dorso da mão esquerda, como sempre fazia.

Depois que a vizinha foi embora, Cecília explicou que havia comprado a mesa, as cadeiras e o jogo de dois sofás numa promoção e tinha conseguido vender o mobiliário antigo numa loja de móveis usados. Comprara tudo com o cartão de crédito do pai, mas que ele não se preocupasse, pois o valor fora parcelado em dez prestações.

"Senta, *tōchan*!"

Satoshi sentou ao lado da esposa, lembrando-se das vezes em que ele, menino envergonhado de sítio, moleque caipira, visitava a casa de um amigo da família ou de um parente distante que morava na cidade e se sentia acanhado e desconfortável. O sofá também era bastante macio, e ele foi se afastando até sentir as costas no espaldar. Não conseguiu tocar o chão sob os pés. Sentiu-se ridículo, um estrangeiro num mundo que não era feito para os baixinhos. Esticou as pernas sobre o assento, dizendo à Cecília que aquele sofá não servia para ele. Mas *tōchan* vai se acostumar, contestou a filha, sentando ao seu lado, reclinando-se também no encosto e esticando as pernas igualmente curtas.

# O país inteiro estava triste no dia do seu aniversário

Satoshi acompanhou com atenção a passagem do tempo, que pintou sem pressa os seus cabelos de branco, cavoucou fissuras na sua pele — principalmente na testa e nos cantos dos olhos — e mandou o médico lhe dizer que não poderia mais comer paçoca. O senhor não tem coração, dr. Felipe, queixou-se, esse doce é metade da minha felicidade. O endocrinologista, que o acompanhava há quase duas décadas, sorriu:

"O senhor é um grande mentiroso, sr. Satoshi. Eu sei que o senhor gosta mais de sushi, de yakisoba e de café que de paçoca. E de sexo também."

Satoshi riu das palavras de dr. Felipe, e o senhor é um pervertido. Disse que o denunciaria ao Conselho de Medicina. Nos quase vinte anos de relacionamento, o médico aprendera que aquele paciente era reticente no cumprimento de suas orientações, embora fosse defensor ferrenho da ciência. Quando os exames apontavam números aceitáveis nos índices de glicemia e colesterol, Satoshi relaxava nos cuidados com a alimentação e somente voltava a obedecer às restrições alimentares quando esses números aumentavam. Não pode exagerar no tempurá também, recomendou o médico, mas destacou que a maior preocupação era com a taxa de glicemia e receitou que seguisse tomando dois compridos de Glifage por dia.

Os setenta anos chegaram em 2014, no dia do 7 a 1, o histórico jogo em que o Brasil perdeu para a Alemanha na Copa do Mundo com o placar vexatório. A seleção brasileira e a alemã jogariam a primeira partida das semifinais no estádio Mineirão, em Belo Horizonte. Era uma terça-feira, dia 8 de julho, e, à tarde, as aulas foram dispensadas no colégio onde Satoshi lecionava para que todos pudessem acompanhar a partida. No início do ano, o calendário escolar previa férias no período da Copa do Mundo de futebol, mas uma tempestade destelhou o prédio do colégio, atrasando o cronograma em duas semanas e obrigando a Secretaria da Educação a estabelecer aulas no período do campeonato. De manhã, os alunos estavam alvoroçados, e foi difícil conseguir a atenção deles para o conteúdo da matéria. No intervalo, os professores cantaram parabéns para Satoshi, e ele cortou um pequeno bolo de chocolate que haviam comprado na padaria ao lado. Comentou rindo que a vitória da seleção brasileira seria o seu presente de aniversário, já que ninguém comprara nada para ele. Então o professor Reginaldo gritou de um canto:

"A aposentadoria, Satoshi! Esse é o seu presente! E que presente!"

Os professores sabiam que a aposentadoria de Satoshi seria compulsória aos setenta anos. É isso mesmo!, alguém disse, e Satoshi retrucou, eu não sabia que vocês estavam tão ansiosos por se verem livres de mim! Todos riram, aproximaram-se dele, abraçaram-no.

O diretor convidou Satoshi para assistir ao jogo na sua casa, onde alguns professores se reuniriam, mas ele recusou com uma desculpa. Seus amigos do colégio eram mais jovens e barulhentos, e ele preferia ficar em casa com a esposa e a filha.

No ponto de ônibus, havia mais gente que em outros dias da semana. Um aluno se aproximou, agitado, e perguntou a Satoshi se fizera alguma aposta no bolão do colégio, e ele apenas negou. O rapaz se surpreendeu com a resposta monossilábica e Satoshi se arrependeu imediatamente, tentando ser simpático com um sorriso:

"Me desculpe, Matheus, é que nunca acerto mesmo."

O aluno então aproveitou-se do acabrunhamento do professor e lhe entregou um papel com as apostas. Satoshi viu os palpites. Nenhum previa a vitória da Alemanha, e ninguém arriscara um placar com muitos gols para o Brasil.

"Arrisca um palpite aí, professor, só dois reais. Ninguém ainda colocou 4 a 0 pro Brasil, bota esse placar, e o senhor vai ganhar sozinho."

Satoshi pegou uma nota de cinco reais da carteira e, devolvendo o papel, disse seriamente:

"Coloca 1 a 0 para a Alemanha."

O senhor não é brasileiro, não, professor?, retrucou o aluno, rindo, ainda se fosse contra o Japão a gente entendia! Então Satoshi também riu, coloca aí, 4 a 0 e 4 a 1 para o Brasil, e pode ficar com o troco. Matheus abriu um sorriso largo, guardou o dinheiro no bolso e correu para contar o que acontecera aos amigos.

O ônibus chegou, e Satoshi subiu, os alunos e os outros passageiros lhe dando espaço, deixando-o passar na frente de todos. Apresentou sua carteira de passe livre de idosos para o motorista e ficou de pé no corredor, segurando a barra do encosto de uma poltrona, mas logo uma moça lhe ofereceu seu lugar. O ônibus estava lotado, pois a maioria dos trabalhadores foram dispensados após cumprirem o período da manhã para assistir à partida em suas casas. A ausência de Neymar, que sofrera uma lesão no jogo anterior e não jogaria mais durante o campeonato, preocupava os analistas de futebol e os torcedores, mas o fato parecia não subtrair o ânimo dos brasileiros. Havia também críticas ao técnico Luiz Felipe Scolari sobre a dependência que o time tinha do atleta. E muitos diriam depois que o Brasil perdera o Mundial quando o atacante caiu após levar uma joelhada de um jogador colombiano na partida das quartas de final, porém, a dúvida a respeito de um resultado diferente se Neymar estivesse em campo no jogo contra a Alemanha permaneceria para sempre. No ônibus, alguns usavam a camiseta da seleção brasileira, um menino no colo da mãe agitava uma pequena bandeira verde e amarela na janela. No banco de trás ao de Satoshi, dois homens discutiam as estratégias de ataque que a seleção deveria adotar, como se fossem os técnicos do time. No outro lado do corredor, um rapaz de barba e cabelos compridos estava com fones de ouvido e lia um livro, parecendo alheio ao que ocorria ao seu redor. Nas calçadas, as lojas desciam as portas de aço e as pessoas andavam apressadas em direção a um ponto de ônibus ou a seus carros estacionados. Um bar havia instalado uma grande tela para a transmissão da partida e distribuído várias mesas com cadeiras na calçada para receber os clientes.

 Satoshi e Cecília acompanharam a partida com uma bacia grande de pipoca e uma garrafa térmica com chá verde bem quente. Kimiko ficou o tempo todo ao lado, coçando a mão e falando, às vezes, de Pelé e da Copa do Mundo de 1970, que assistira com o esposo numa televisão em preto e branco recém-adquirida. A cada gol da Alemanha, Satoshi e Cecília iam murchando, num reflexo da torcida que estava no estádio e dos comentaristas da televisão, que se mostravam tão perplexos quanto o restante do país. Quando os alemães fizeram o quarto gol, menos de dois minutos após o terceiro, a câmera da TV mostrou um menino levando as mãos aos olhos por baixo dos óculos de grau para enxugar as lágrimas.

No intervalo do jogo, com o Brasil já perdendo de 5 a 0, Satoshi foi à janela por um instante para observar a rua. Não havia carros nem pedestres. Todos estavam em casa, ou reunidos nas casas de amigos ou de parentes ou nos bares, aproveitando os quinze minutos para ir ao banheiro ou discutindo o resultado do primeiro tempo. O rapaz de barba e cabelos compridos do ônibus talvez estivesse em seu quarto dormindo, lendo ou ouvindo música com fones de ouvido. Satoshi retornou à sala, onde Cecília despejava na bacia outra panela de pipoca que estourara no intervalo.

Aos noventa minutos da partida, quando o jogador Oscar fez o único gol do Brasil após o time sofrer sete bolas em sua rede, houve um esboço de comemoração na arquibancada. O próprio meio-campista tinha uma expressão ambígua enquanto retornava para a sua posição. Satoshi e Cecília também não comemoraram.

Quando acabou o jogo, a câmera passeou um instante pela arquibancada. Alguns deixavam o estádio, mas outros teimavam em permanecer, como soldados que ficam no campo de batalha ao lado dos companheiros abatidos. Uma mulher coberta com a bandeira do Brasil e com o rosto todo pintado de azul, verde e amarelo olhava para frente com os olhos perdidos, sem entender o que estava acontecendo. No campo, alguns homens choravam. Dois jogadores da seleção alemã, percebendo o tamanho da humilhação da equipe adversária, evitavam comemorar. Cecília levantou do sofá, pegou a bacia vazia e a garrafa térmica.

"Desliga essa porcaria, *tōchan*."

Satoshi não desligou o televisor e ainda ficou assistindo ao pós-jogo, vendo as imagens de desolação da torcida, os jogadores se abraçando. Ficou com os olhos úmidos quando o zagueiro David Luiz, que estava com o bracelete de capitão, pediu desculpas, chorando, aos brasileiros. Finalmente, quando começou o programa de estúdio, desligou o aparelho, porque não estava disposto a entender os motivos que levaram o Brasil a perder, de acordo com a análise de especialistas.

A derrota da seleção brasileira e a aposentadoria compulsória marcaram o dia dos setenta anos de Satoshi. O país inteiro estava triste no dia do seu aniversário. A aposentadoria chegara sem pedir licença e se instalou como uma visita que se sente em casa. Mesmo sabendo que ela chegaria, Satoshi não havia se preparado. A Secretaria da Educação lhe enviara uma correspondência avisando o que ele já sabia. Em um texto burocrático, com datas, transcrição de artigos de leis e solicitação de documentos, o ofício indicava que uma etapa de sua vida se encerrara.

No colégio, alguns alunos haviam apelidado Satoshi de Satossauro. O apelido circulou durante muito tempo entre os alunos e até entre alguns professores antes de chegar aos seus ouvidos. Quando ficou sabendo, esboçou um sorriso, como sempre fazia ao ficar confuso. Então ele era um homem pré-histórico! Ficou tentando entender a si mesmo, sem saber se estava magoado, irritado ou se achava o apelido divertido. Depois de um instante, soltou uma gargalhada, e então a alcunha se libertou dos sussurros e dos espaços em que ele estava ausente, e os alunos e alguns colegas, poucos, passaram a chamá-lo abertamente de Satossauro.

Cecília, ao saber do apelido, disse que era uma falta de respeito.

"Deviam respeitar o senhor como fazem no Japão. *Tōchan* sabe, no Japão, o professor é o único que não precisa se curvar diante do imperador."

Kimiko, ao lado da filha, concordou com ela, mas Satoshi sabia que se tratava de uma invenção, uma dessas lendas que ganham condição de verdade de tanto circularem de boca em boca. Ele não contradisse Cecília e a esposa, não quis estender um assunto cuja compreensão elas não alcançariam. Tinha convicção de que os alunos o respeitavam, gostavam dele, e isso lhe bastava.

Quando Satoshi falou sobre a mensagem que recebera informando sua aposentadoria, Cecília brincou, já pensou, *tōchan*, um eterno domingo!? Estavam sentados à mesa, almoçando. Peri estava deitado sob o móvel, quase encostado aos pés de Satoshi, que descalçara as suas havaianas surradas e se ajeitara sobre elas para que o cachorro pudesse acomodar a lateral do focinho sobre o seu pé esquerdo sem sentir o incômodo das tiras da sandália. Sentira a umidade da baba de Peri, mas manteve o pé parado. Cecília estava atenta à mãe, porque Kimiko não tinha mais controle sobre o que comia e levava à boca o que havia em sua frente enquanto estivessem à mesa. Satoshi tomava o missoshiro com pequenos cubos de tofu que Cecília preparara como Kimiko lhe havia ensinado, bendizendo o talento da filha para a culinária japonesa. Missoshiro lhe lembrava a sua própria mãe, que o preparava desde o princípio, lavando e fermentando a soja numa grande panela para fazer missô. Kimiko também sorvia a sopa, levando a tigela à boca e fazendo barulho. Cecília observava o movimento que a mãe fazia, temendo que ela, de repente, entornasse o caldo sobre a mesa.

"Domingo é bom porque é véspera de segunda-feira!"

A filha olhou o pai sem entender o que ele quis dizer, e Satoshi prosseguiu, ninguém suportaria um domingo que não tivesse fim. Cecília então comentou que ele poderia voltar a jogar *gateball* com Hiroshi Miyamura, lembrando que o seu amigo sempre lhe chamava para participar dos treinos.

"E vai me ajudar a cuidar de *kāchan*."

Era verdade que Kimiko ficava quase exclusivamente sob a responsabilidade de Cecília, que a levava ao médico, comprava-lhe os remédios e controlava a sua ministração, dava-lhe banho a cada dois dias e caminhava com ela pelas calçadas do bairro, cumprimentando os vizinhos que a mãe não reconhecia mais. Satoshi se sentia grato à filha e se acomodava à situação, pois lhe era conveniente. À tarde, quando retornava à casa depois das aulas, Cecília estava saindo com a mãe para o passeio diário. Às vezes, ele se oferecia para substituí-la, mas não insistia quando a filha dizia que não era necessário.

E *tōchan* está se aposentando com bastante atraso, disse Cecília, lembrando que o pai podia estar desfrutando o eterno domingo já há muito tempo. Há sete anos, ele havia reunido as condições de idade e tempo de contribuição da previdência social do governo para se aposentar, mas preferiu seguir trabalhando. *Tōchan* é tão bobo, disse Cecília na ocasião, ficar assim, trabalhando de graça pra esse governo, que só explora a gente. E enumerou os impostos que pagavam, os serviços públicos mal prestados. Kimiko concordou com a filha, que prosseguiu, e a gente precisa pagar um monte de coisa, porque o governo não faz a sua parte, precisa botar alarme na casa, precisa pagar seguro-saúde.

Satoshi explicou para a esposa e para a filha que ganharia o abono permanência para continuar trabalhando após o direito à aposentadoria, pois o valor da previdência não seria mais descontado de seu salário. Era um benefício. Só isso?, protestou Cecília, mas logo depois ponderou, bem, mas não é o mesmo que trabalhar de graça.

"É pouco, *tōchan*, mas é sempre um dinheiro. *Tōchan* precisa pensar se compensa se aposentar agora, como vai ocupar o tempo, porque *tōchan* só tem sessenta e três anos."

Para Cecília, o dinheiro valia exatamente aquilo que podia comprar. Ela cogitou a ideia de Satoshi abrir um pequeno comércio, mas sabia que o pai não tinha nenhum talento para empreender. *Tōchan* ia acabar se endividando, concluiu. Ele guardava um valor no banco, mas a filha não sabia quanto era. Dizia a ela que era uma reserva para alguma emergência, algum problema de saúde que o seguro não cobrisse. Cecília também tinha uma poupança, que não era suficiente para comprar um carro popular usado. Ela nunca teve um emprego e recebia pouco mais de um salário mínimo de pensão do marido, que falecera há mais de dez anos, e pagava reclamando as contas de água e energia elétrica. Satoshi pagava as outras despesas da casa. O filho de Cecília concluíra o ensino médio e não quis continuar estudando. Morava com a mãe e os avós e procurava um emprego que não pagasse somente o salário mínimo. Porque eu preciso me valorizar, dizia. Havia feito um curso de montagem e manutenção de computadores e lamentava não ter capital para abrir uma porta no centro da cidade para prestar assistência técnica. Gustavo brincava com o avô, *jiichan, jiichan* bem que podia tirar esse escorpião do bolso e me emprestar um dinheiro pra eu abrir o meu negócio. Satoshi ria e lhe dizia que tinha pouco dinheiro guardado no banco, eram as suas reservas para alguma emergência, e que ele estudasse para fazer o vestibular, se formasse, e então arranjaria um bom emprego. Um dia, o neto anunciou que se mudaria para Belo Horizonte, onde trabalharia com um amigo que administrava os negócios do pai e precisava de alguém para ajudá-lo. Satoshi lhe perguntou que negócios eram, e ele explicou que era algo relacionado à venda de produtos importados, e que o amigo estava ganhando muito dinheiro, mas não quis dar detalhes. A mãe e o avô tentaram convencê-lo a desistir da ideia, mas Gustavo não lhes deu ouvidos.

A casa em que moravam já estava escriturada e registrada no nome de Cecília. Há alguns anos, Satoshi tivera câncer de próstata, e a perspectiva da morte levou ele e a esposa a tomarem esta decisão para reduzir os custos de um inventário: doaram os dois imóveis que tinham para os seus herdeiros naturais. Um apartamento de três quartos localizado no centro da cidade foi transferido para seu filho Roberto, e a casa ficou com Cecília. Satoshi conversou com a filha, disse rindo que esperava que ela não expulsasse o pai e a mãe da casa, pois eles não teriam onde morar. Cecília também riu, só se me desobedecerem muito.

Para Satoshi, o abono permanência não era a principal razão para prosseguir trabalhando. O que recebia como professor da rede pública do estado do Paraná era suficiente para pagar um plano de saúde para ele e para a esposa com direito a consultas, exames laboratoriais, procedimentos cirúrgicos e internações em enfermaria, além de outras despesas de um homem que usava roupas de mais de uma década — algumas compradas há mais de vinte anos —, que não gostava de viajar ou comer em restaurantes, que tinha um carro relativamente velho usado somente nos dias de chuva para ir ao colégio. O Escort 1996, prata, com motor 1.8 e já com direção hidráulica e acionamento de vidros elétricos fora retirado novo da concessionária e o levava aos poucos lugares aonde não ia a pé ou de ônibus. O automóvel tinha um leve amassado na lateral do passageiro e alguns arranhões, mas Satoshi não queria gastar dinheiro com despesas de funilaria. São as marcas da idade e da vida, dizia sorrindo. E foi seu neto o responsável por amassar o Escort quando ainda estava aprendendo a dirigir. No período entre os seus dezoito anos, quando se apressou em providenciar a carteira de motorista, e a partida para Belo Horizonte, Gustavo usou exaustivamente o carro do avô, disputando-o com a mãe e reclamando que a família deveria ter dois automóveis. Satoshi vivia sem regalias, acostumado com o que o salário de um professor podia comprar. Queria seguir lecionando para levantar todos os dias às seis horas, tomar o ônibus a duas quadras de sua casa e saber que teria um dia de trabalho pela frente.

# Professor João Pedro, a matemática é muito mais que somar quatro notas e dividir o resultado por quatro para aprovar ou reprovar o aluno

Satoshi procurou a professora Maria Eugênia da Rocha Tavares, chefe do Núcleo de Educação, para conversar sobre alguma possibilidade de continuar trabalhando como professor do Estado, embora ele conhecesse a norma e soubesse que aos setenta anos a aposentadoria era compulsória. Levava uma pasta com vários documentos e a cópia da mensagem que recebera pelo correio eletrônico informando-o de seu desligamento em função da idade. Ainda tinha uma leve esperança de que houvesse certa brecha na lei que lhe permitisse seguir ministrando aulas no colégio. Satoshi desceu no terminal urbano de ônibus no centro da cidade e caminhou cinco quadras até o antigo prédio da sede do Núcleo. Era um edifício muito antigo, amarelado, com pequenas trincas e manchas escuras da água da chuva que escorria pela parede. A tinta preta das grades de ferro da porta, que ia até o teto, e do portão do prédio, já estava bastante descascada. Quando chegou, Satoshi percebeu que estava nervoso. Era um nervosismo distinto daquele que sentira há mais de quarenta anos, no mesmo local, quando fora verificar num painel de papéis colados na parede se o seu nome estava entre os aprovados no concurso para professores. A parede era longa, seguindo da porta gradeada de ferro da entrada até a outra extremidade do prédio, onde estava a escadaria que dava acesso ao andar superior. Naquele dia, após confirmar tremendo que fora selecionado no exame para ministrar aulas de ciências, sentiu um misto de alegria e aflição. Considerava-se um homem tímido e inseguro e acreditava que não estava preparado para ser professor e enfrentar salas de aula com dezenas de alunos barulhentos. Mesmo assim, correu até sua casa para comemorar a conquista com a esposa.

Ao lado da escadaria, três pedreiros trabalhavam na abertura de um vão, onde seria instalado um elevador. Um deles, o mais velho, cantarolava uma música de Milionário e José Rico: Mas o tempo cercou minha estrada, e o cansaço me dominou... Satoshi os cumprimentou e subiu os degraus que levavam ao andar superior, onde ficava o gabinete da professora Maria Eugênia. Na antessala, um funcionário aparentando ter uns quarenta anos, de óculos de grau, ergueu displicentemente os olhos da tela do computador e disse que a chefe do Núcleo estava muito ocupada e que ele não havia agendado horário. Satoshi pediu desculpas, mas insistiu, solicitando que perguntasse a ela se não poderia atendê-lo, mesmo sem agendamento. Sem pressa, levando a mão direita à nuca e delineando uma leve expressão de desagrado, o funcionário levantou e entrou na sala de sua chefe. Retornou em menos de um minuto e disse numa voz inexpressiva que ela receberia Satoshi.

A sala da professora Maria Eugênia era espaçosa, com um antigo armário de madeira envidraçado e um arquivo cinza de aço de quatro ou cinco gavetas com algumas manchas pretas que indicavam o início do processo de enferrujamento. Uma persiana horizontal, também cinza, estava fechada, mas não impedia totalmente a entrada de luz. Duas luminárias de teto arredondadas lançavam sobre a sala um brilho pálido, amarelado. A mesa de trabalho da chefe do Núcleo era grande e estava abarrotada de pastas e papéis. À frente, havia um espaço de estar, onde dois sofás e duas poltronas circundavam uma grande mesa de centro com algumas revistas espalhadas. Maria Eugênia foi até a porta para receber Satoshi. Usava uma saia reta e comprida e um terninho que pareciam ser seu uniforme desde que se tornara chefe do Núcleo. Maria Eugênia sorriu, estendeu-lhe a mão. Me desculpe, disse Satoshi apertando a mão da professora, o rapaz falou que estava ocupada. Ela respondeu que estava sempre muito atarefada, que desde que assumira o cargo no Núcleo de Educação passava os dias lendo documentos, participando de reuniões intermináveis e lidando com as queixas e as reivindicações de professores e diretores de colégios, mas que não poderia deixar de receber alguém que contribuía tanto para a educação. Depois, quando já estavam sentados, ele na poltrona, e ela no sofá, Maria Eugênia perguntou de alguns professores que estavam no mesmo colégio de Satoshi desde o período em que ela própria atuava no estabelecimento.

Satoshi conhecia Maria Eugênia há muito tempo. Eles não eram exatamente amigos, mas trabalharam juntos no mesmo colégio em duas ocasiões. Na primeira vez, tiveram divergências. Nas reuniões de conselho de classe, ela era sempre muito rigorosa, e Satoshi era daqueles que quase sempre votavam pela aprovação do aluno. Numa dessas ocasiões, sem fazer referência a algum professor, ela disse que era uma grande irresponsabilidade aprovar alunos que não estavam preparados para a série seguinte. Satoshi ficou quieto, golpeado pelas palavras de Maria Eugênia, questionando a si mesmo se sua postura era uma fraqueza ou resultado de uma convicção pedagógica. Depois que ela optou por mudar de colégio para trabalhar num lugar mais próximo de sua casa, quase não se viam. Encontravam-se somente em reuniões pedagógicas de semanas preparatórias de período letivo.

Numa das greves de professores estaduais, ela era uma das dirigentes do movimento, e Satoshi se absteve de votar na assembleia que decidiria a deflagração da paralisação. Ele considerava a greve um instrumento legítimo do trabalhador, mas acreditava que o sindicato estava se precipitando, que os professores ainda deveriam insistir na interlocução com o governo para um acordo. Considerando o prejuízo que a paralisação causaria aos alunos, argumentava que a greve era o último recurso. Às vezes, os professores que faziam oposição ao sindicato julgavam-no pertencente ao seu grupo e conversavam com ele; maldiziam a professora Maria Eugênia, que vivia se queixando dos alunos. Ela nem gosta de ser professora, diziam-lhe, está sempre reclamando que tem muitas provas pra corrigir, que não tem tempo pra preparar as aulas, então que vá arrumar outro emprego! Satoshi a defendia, mas não conseguia ser convincente, pois não a conhecia o bastante para ter um perfil claro da professora. Um dia, ela o encontrou numa reunião e o olhou séria.

"Precisa sair de cima do muro, professor Satoshi!"

Ele ficou quieto, mas, no dia da assembleia, após se abster de votar, foi ao encontro dela para se justificar, eu não estou certo de que a greve seja a melhor solução no momento. Ela o olhou com desprezo e não disse nada. Deflagrada a greve, Satoshi participou das reuniões, ajudou a confeccionar faixas de protesto e integrou a comissão encarregada dos lanches para os grevistas de plantão, enquanto via colegas que haviam votado contra e a favor viajando para pescarias e outros passeios. Numa das reuniões da greve, Maria Eugênia lhe perguntou por que estava ajudando, e ele respondeu que o fazia em respeito à decisão da assembleia.

Muitos anos depois, quando voltou a trabalhar com Maria Eugênia, Satoshi a encontrou na sala de professores corrigindo algumas provas. Havia mais três ou quatro companheiros na sala, e ela, sem erguer os olhos da planilha onde lançava as notas, comentou:

"Não são só números... E essa coisa mecânica de somar, multiplicar, dividir e chegar à média... O aluno é mais que isso."

E numa reunião de conselho de classe de fim de ano, quando era coordenadora do ensino médio, convenceu João Pedro, professor de matemática como ela, de que era injusto reprovar um aluno em função de uma única disciplina.

"Nós sempre pensamos que a nossa matéria é muito importante, não é, João Pedro?... Andei lendo uns poemas, gastando tempo ouvindo a chuva... e descobri que a matemática, além de revelar verdades, também é bonita."

Depois contou que no pequeno quarto de sua casa, transformado num gabinete de estudos, pendurara quadros com imagens de grandes matemáticos, como Arquimedes e Euclides.

"Professor João Pedro, a matemática é muito mais que somar quatro notas e dividir o resultado por quatro para aprovar ou reprovar o aluno."

E falou do rapaz que estava na pauta da discussão. Lembrou que algumas vezes ele lhe dissera sonhar ser advogado. E possivelmente será um ótimo advogado, sublinhou. Disse que ele estava sempre lendo algum livro da biblioteca e que comprovara, em debates promovidos pelo grêmio estudantil do colégio, a sua capacidade de articular ideias. Dê uma outra prova pra ele, sugeriu, uma prova mais fácil.

Satoshi nunca teve determinação suficiente para fazer uma abordagem tão incisiva numa reunião. Admirava Maria Eugênia por sua firmeza, pela coragem em enfrentar a direção quando outros professores, entre os quais ele próprio, omitiam-se. Não adianta criar confusão, pensava, mas não sabia se o pensamento era genuíno ou uma condição para disfarçar sua fraqueza. Ela, às vezes, parecia-lhe arrogante, porém nunca teve certeza se era arrogância ou extrema determinação.

Quando soube o que levava Satoshi ao Núcleo de Educação, Maria Eugênia disse, num espanto teatral, setenta anos, professor Satoshi? E imediatamente perguntou se o ar-condicionado não o incomodava, poderia desligá-lo.

"Sinceramente, e não pense que é demagogia, professor Satoshi, porque não preciso disso, o senhor parece ter dez anos a menos."

E lembrou as vezes em que vira o colega levando os alunos à praça próxima ao colégio para aulas de botânica e uma ocasião em que o surpreendera com os olhos úmidos após a reprovação de uma aluna cujo rendimento escolar decrescera muito após o falecimento da mãe. Sabe quais são os professores que mais admiro, professor Satoshi?, perguntou. E ela mesma respondeu:

"Não são aqueles que têm grande conhecimento, que publicam artigos, que falam alto nas reuniões... Muitos desses professores vêm falar comigo com o nariz empinado, vêm me exigir coisas... Os que mais admiro, professor Satoshi, são aqueles que realmente se importam com os alunos, porque esses professores, quando não têm conhecimento, eles estudam; quando falham na didática, são humildes para procurar outros métodos, até com os mais novos. O senhor é um desses raros professores, professor Satoshi. Eu lembro muito bem da época em que lecionávamos no mesmo colégio, o senhor ficava feliz quando o aluno aprendia; o senhor ficava triste quando o aluno fracassava."

Satoshi não esperava um elogio tão contundente. Maria Eugênia era habilidosa com as palavras, talvez fosse somente um discurso adulador, sem sinceridade. Talvez não. Ficou calado. E ela prosseguiu:

"Professor Satoshi, o senhor se lembra do primeiro colégio em que nós demos aulas juntos? Confesso que, às vezes, eu ficava irritada com o senhor."

Ela disse que era muito jovem, impetuosa, dona de uma razão que muitas vezes não tinha. E via Satoshi como um professor muito indulgente com os alunos. Via fraqueza nessa indulgência. Mas, na verdade, era eu quem tinha o coração duro demais, confessou. Disse que envelhecera, e que os anos lhe trouxeram algumas lições que a fizeram repensar sua atuação como professora. As certezas que tinha pareciam ser tão sólidas, mas o tempo se encarregou de colocá-las sob suspeita. Sorriu, é claro que tenho minhas convicções, sr. Satoshi. E esclareceu que o ser humano também precisa de um chão firme sob os pés para caminhar com segurança.

"Mas, às vezes, chove, não é? A chuva... Eu adoro a chuva, professor Satoshi. Quando estou na minha casa, ou aqui mesmo no Núcleo de Educação, gosto de abrir a janela depois da chuva para respirar. O ar fica mais limpo, e a respiração profunda areja o nosso cérebro. Mas eu sei que a chuva também deixa a terra movediça, escorregadia. Sou professora de matemática, o senhor sabe, e aprendi que o resultado de vinte dividido por quatro é cinco, sem contestação. Os alunos vinham falar comigo, pediam pra eu arredondar para seis a nota 5,7 ou 5,8, e então eu pegava um pedaço de papel e um lápis, ou uma caneta, e mostrava a conta pra eles, deixava claro que 5,7 é 5,7, e não seis."

Depois Maria Eugênia disse, não, eu não posso jogar a culpa na matemática. Era uma ciência tão importante para a humanidade, e a ela devia grande parte de sua vida. Mas não era mais a mesma pessoa. Confessou que a filha implicava com ela, pois levava as netas para passear e comprava tudo o que queriam. Maria Eugênia levantou e caminhou até a sua mesa de trabalho, onde pegou um porta-retratos, que mostrou para Satoshi. Duas crianças abraçadas sorriam para a câmera, pareciam sorrir para a avó. Satoshi olhou Maria Eugênia, e sua maquiagem — que lhe parecera exagerada ao entrar na sala e cumprimentá-la — estava mais suave.

Ela continuou. O seu gabinete, quando não servia mais às negociações, transformava-se num muro de lamentações. Os professores reclamavam do diretor de seu colégio, das condições de trabalho, dos alunos rebeldes, do salário. Alguns a procuravam com o propósito contrário ao dele: estavam com pressa para se aposentar. Uma professora tinha um caderno, onde toda semana anotava quantos dias faltavam para a aposentadoria. A contagem regressiva era o instrumento que encontrara para se manter de pé. Maria Eugênia disse que o comportamento de muitos professores fazia crer que a docência era um suplício, que os alunos eram um grande fardo que a idade impedia de continuar carregando.

Após o desabafo, Maria Eugênia criticou a legislação que determinava a aposentadoria compulsória. Deveria haver uma brecha permitindo àqueles que quisessem prosseguir trabalhando, pois o Estado seria beneficiado com a experiência desses servidores. Mas setenta anos são a idade limite, concluiu, a lei é rigorosa!

"Vá descansar, professor Satoshi, o senhor já contribuiu demais para a educação! E ficou sete anos no regime de abono permanência, e é claro que não foi pelo mísero valor de contribuição da previdência que recebia de volta. Pode se orgulhar, porque muitos médicos, advogados e engenheiros que estão por aí salvando vidas, aliviando o sofrimento dos doentes, defendendo os direitos dos cidadãos e construindo casas e prédios passaram pelas suas aulas."

E professores, Satoshi pensou em dizer, mas estava muito desalentado para falar mais que o necessário, para lembrar Maria Eugênia que ela se esquecia de valorizar a docência ao citar profissões que considerava nobres. Mas não era somente a chefe do Núcleo de Educação. Outros professores lhe diziam que não gostariam que os filhos seguissem a sua profissão. A gente ganha pouco, reclamavam, e ninguém valoriza.

"Além de descansar, professor Satoshi, procure alguma coisa pra fazer, vá passear com a sua esposa, fazer algumas viagens."

    Satoshi não disse que a esposa estava doente, não queria ouvir mais uma pessoa lamentar e se constranger por não saber o que falar. Maria Eugênia já dissera o que ele precisava ouvir. Queria sair logo daquela sala.

    Ao se despedir da chefe do Núcleo, Satoshi evitou olhá-la nos olhos. Sabia perfeitamente o que encontraria neles. Apertou a sua mão, agradeceu novamente por tê-lo atendido sem agendamento e saiu. Atravessou a antessala, onde o funcionário que o atendera e um outro rapaz conversavam, entretidos com alguns documentos sobre a mesa. Eles ergueram os olhos, e Satoshi sussurrou um obrigado. Desceu os dois lances de escada e seguiu o corredor que o conduziu para a avenida barulhenta, repleta de carros e pedestres que não sabiam que ele estava se aposentando. Caminhou três quadras e entrou num bar para tomar um café adocicado de garrafa térmica e comer a paçoca que o seu médico proibira.

## Olhou ao redor e viu uma velha caixa de papelão no chão, no canto da sala, com o seu nome escrito com pincel atômico em um papel sulfite

Em seu último dia no colégio, prepararam uma festa de despedida para Satoshi. Ele chegou cedinho, ministrou duas aulas. Todos os alunos sabiam que era o seu derradeiro dia. Ao final, ao se despedir, ficou com a voz embargada. Os alunos também estavam visivelmente emocionados. Duas garotas tinham os olhos úmidos. Todos levantaram e bateram palmas. Alguns gritaram: Satossauro!

Depois Satoshi foi à secretaria para entregar o apagador e a relação de presenças da turma para a qual acabara de ministrar aulas. Maristela, a secretária, entregou-lhe alguns documentos para assinar. Em seguida, ele passou na sala do professor Douglas, que era jovem a ponto de Satoshi sentir dificuldades em vê-lo como diretor. Tinha menos que a metade da sua idade, e as roupas que usava o tornavam ainda mais novo. Ele o encheu de elogios. Satoshi não soube se eram sinceros, mas agradeceu com um aperto de mão. Então já era o intervalo das aulas, e ele se dirigiu à sala de professores para se despedir dos companheiros. A porta estava fechada. Quando a abriu, jogaram confetes coloridos e gritaram, viva o professor Satoshi! Viva o professor Satoshi! O professor Décio, de educação física, elevou mais a voz:

"Viva o Satossauro!"

Estavam quase todos lá: as três zeladoras, uma das funcionárias da secretaria, a supervisora de ensino e os professores que ministravam aulas naquela manhã. Sobre a grande mesa instalada no meio da sala, havia duas ou três garrafas de refrigerante, copos de plástico e pratos de papelão com pastéis de vento, bolinhas de queijo, brigadeiros e beijinhos. Um por um, os professores abraçaram Satoshi, dando parabéns e brincando, agora vai aproveitar a vida, hein, professor Satoshi?

Em poucos minutos, o professor Douglas chegou. Disse que os alunos já estavam avisados de que as aulas após o intervalo começariam com quinze minutos de atraso. Depois se posicionou na cabeceira da grande mesa e chamou Satoshi para que ficasse ao seu lado, todos os outros um pouco distantes.

"Professor Satoshi, o senhor, com a sua dedicação e a sua responsabilidade... Acho que são as suas principais qualidades... entre tantas outras... Com sua dedicação e a sua responsabilidade, o senhor pavimentou o caminhou que todos nós trilhamos agora."

Alguém disse, de onde você copiou essa frase, hein, professor Douglas?

Alguns riram, e o diretor proferiu mais algumas palavras gentis; lembrou uma rifa que Satoshi organizara há alguns anos para ajudar uma professora enferma, que acabara falecendo, e uma festa junina em que fora o noivo do casamento caipira.

"E quem foi a noiva?"

Eu mesma, disse em voz alta a professora Nanda, de química, pena que não teve lua de mel. Todos riram novamente. E então o diretor chamou d. Elza, a zeladora mais antiga do colégio, que Satoshi conhecia há mais de quinze anos. Ela se aproximou, nervosa, acanhada, e lhe entregou um presente estendendo as duas mãos, dizendo que era em nome de todos. Era um kit de ferramentas de jardinagem.

Fui eu que escolhi, apressou-se a professora Ângela, de inglês, em dizer.

"O professor Décio queria comprar uma bengala, imagine, professor Satoshi, eu não deixei ele fazer essa grosseria. O senhor vai é continuar cuidando de plantas na sua casa, como sempre fez aqui."

E lembrou que, graças à sua dedicação, o jardim em frente ao colégio estava sempre bonito, com uma variedade de flores de todas as estações, para que os canteiros estivessem sempre floridos.

Todos comeram e beberam rapidamente, pois o intervalo acrescido de quinze minutos logo acabaria. Enquanto comiam, um comentou que a sua taxa de glicemia aumentara, por isso estava evitando comer doces, e outra emendou, eu descobri que estou com intolerância à lactose, logo eu, que não posso ver um sorvete. A primeira a se retirar foi a professora Nanda, a noiva da festa junina, que poderia ser neta de Satoshi e usava calças jeans apertadas. Dirigindo-se à porta, ela disse, preciso dar duas aulas, professor, mas não se esqueça da gente.

"O senhor sabe onde moro, não é?"

Mais uma vez todos riram, e Satoshi, que não estava muito para brincadeiras, mas não podia ser desagradável no seu último dia, respondeu, inventando um endereço, é claro, professora Nanda, rua Rui Barbosa, edifício Tiradentes, apartamento 102. E as gargalhadas ecoaram outra vez.

Depois da professora Nanda, os outros não demoraram muito para deixar a sala, cada um com seu compromisso. Mais duas aulas, Satoshi, eu queria era estar no seu lugar, disse professor João Pedro, que ainda trabalharia mais de dez anos para se aposentar e estava com receio de que até lá outra reforma do sistema previdenciário o distanciasse ainda mais da aposentadoria. Desculpe, professor Satoshi, tem uma pilha de documentos lá na mesa da secretaria me esperando, despediu-se Maristela, que costumava elogiar os seus diários de classe sempre limpos e organizados, antes de serem substituídos por planilhas eletrônicas.

Quando ficou sozinho, Satoshi percebeu que a portinha da parte do armário que lhe pertencera durante vários anos, uma porta que dava acesso a duas prateleiras para os seus livros, as suas pastas e a sua caixinha de apagador, estava com o nome de outro professor. LUCAS MACHADO. Era o seu substituto. Satoshi o conheceu há dois dias, quando ele veio conversar com o diretor e se inteirar das normas do colégio. Era muito jovem, alto, com um jeito confiante de caminhar e falar. Que prazer conhecer o senhor, disse cumprimentando-o, o senhor é um mito! Satoshi apertou a mão do seu substituto, que o olhou na diagonal com uma arrogância típica dos jovens. Na porta, as letras estavam em Arial Black, grandes, num papel colado cuidadosamente com fita adesiva transparente. Não havia dúvidas de que aquelas duas prateleiras não lhe pertenciam mais.

Satoshi se aproximou do armário, abriu a porta. As prateleiras estavam vazias. O papel em que imprimira os horários de suas aulas, que havia fixado na parte interna da porta, fora retirado. Olhou ao redor e viu uma velha caixa de papelão no chão, no canto da sala, com o seu nome escrito com pincel atômico em papel sulfite. Quando se aproximava da caixa, o professor Douglas entrou, deixe que eu pego, professor Satoshi, e se apressou em suspendê-la e colocá-la sobre a mesa.

"Eu pedi pra Maristela arrumar esta caixa. Está tudo aí, organizadinho."

"É claro, obrigado, fica mais fácil pra levar até o carro."

Tem mais este documento pro senhor assinar, professor Satoshi, disse Douglas, e lhe entregou um papel, que ele assinou sem ver o que era. Depois o diretor caminhou até a porta, não se esqueça da gente, professor Satoshi, todos gostam muito do senhor.

    Satoshi não abriu a caixa de papelão para conferir se tudo o que lhe pertencia estava lá. Suspendeu-a, e ela lhe pareceu leve. Sobre a mesa ficaram somente as garrafas com o que restava do refrigerante e os pratos com os salgadinhos e os docinhos que sobraram. D. Elza os recolheria depois. Saiu sem olhar para trás, fechando a porta com cuidado para não fazer barulho, esperando ardentemente não encontrar ninguém no trajeto até o estacionamento.

## Pegou o taco com as duas mãos, arqueou as pernas, mas se equivocou no cálculo da força, e a bola desenhou uma curva muito antes de atingir a outra

Hiroshi Miyamura era o melhor amigo de Satoshi há dezenas de anos. Quando soube da aposentadoria, insistiu para que o companheiro retornasse aos treinos de *gateball*. Satoshi havia começado a jogar há alguns anos, mas abandonara as partidas porque os treinos sempre coincidiam com os dias em que tinha aulas no colégio. Um mês depois de se aposentar, disse que passaria na casa do amigo para acompanhá-lo ao campo. Satoshi estacionou o seu Escort 1996 em frente à casa de Hiroshi. Enquanto o aguardava, observava um filhote de pardal saltitar com passos desengonçados na calçada, piando. Ele bicava os vãos das lajotas, onde nasciam algumas diminutas ervas verdes, procurando algo para comer, mas sua busca parecia inútil. Logo uma pardaloca se aproximou, saltando ao redor do filhote e começando, também, a procurar comida nos vãos da calçada. Num instante, ergueu a cabeça com um inseto no bico, passando-o para o pardalzinho. O rangido da porta da casa de Hiroshi desviou Satoshi da observação da cena. Eram 7h15, exatamente o horário combinado. Ele saiu do carro para cumprimentar o amigo, enquanto Hiroshi descia os degraus da varanda carregando o estojo com o taco de *gateball*, acompanhado da esposa de seu filho, que abriu o portão com delicadeza e se afastou um pouco para o sogro passar. *Otōsan* sempre dando trabalho, disse ela após as saudações, *kyō* mata *onegaishimasu*. Que nada, Akiko, Satoshi respondeu, não me dá nenhum trabalho. Então ela comentou que o sogro estava rebelde.

"Imagina, Yamamotosan, outro dia ele não queria ir ao médico. Disse que o médico é muito chato."

Satoshi riu e disse que chato era Hiroshi. Akiko sorriu:

"Nós confiamos muito em Yamamotosan. Cuida de *otōchan*, *onegaishimasu*."

"Akiko, deixa de ser boba. Satoshi é mais velho que eu. Eu que vou cuidar dele."

Ela sabia que não era verdade. Akiko sorriu novamente e se apressou em abrir a porta traseira do carro para pôr o estojo do taco de *gateball* no chão. Depois Hiroshi se ajeitou com alguma dificuldade no banco da frente, enquanto Akiko fechava a porta com cuidado por fora. Logo que o carro ganhou movimento, Satoshi disse ao amigo que ele tinha sorte, que a esposa do filho o tratava com muito carinho. *Hai*, respondeu Hiroshi, mas é muito fofoqueira, não tinha nada que falar do médico. Depois reconheceu que era a melhor nora do mundo. Desde quando era solteira e namorava o seu filho, comportava-se de modo carinhoso com ele e a esposa. Após alguns anos, os pais de Akiko faleceram, e ela se aproximou mais deles. E depois da morte de Hanako, esposa de Hiroshi, ela redobrou os cuidados com ele. Cuida de mim melhor que a Hanako, concluiu Hiroshi, rindo. Porque a Hanako era boa, era boa cozinheira, não faltava *tsukemono* de nabo em casa, porque eu gostava, mas brigava muito também, reclamava muito, você lembra, dizia que eu não era um bom motorista. E ela tinha toda razão, Satoshi retrucou.

Demoraram menos de quinze minutos até chegar ao campo de *gateball*, onde já havia em torno de vinte pessoas, todas com a indumentária inteiramente branca: tênis, calça e camisa ou camiseta. Os homens usavam boné, e as mulheres, chapéu de pano. Apenas um homem e uma mulher não eram descendentes de japoneses, mas estavam totalmente integrados ao grupo, conversando e rindo com alguns companheiros. Dois senhores passavam vassouras de piaçava na areia do campo para aplainá-la.

Fazia mais de três anos que Satoshi não ia ao treino de *gateball*, por isso todos estavam surpresos. Kikuo Watanabe, primo de Kimiko, aproximou-se e lhe estendeu a mão, sorrindo sem abrir a boca, o que lhe era característico, Yamamotosan, *hisashiburi*! Perguntou de Kimiko, disse que ainda não tivera tempo de ir visitá-la, mas conversaria com a esposa para marcar um dia. Era um homem forte, que caminhava com a cabeça levemente erguida. Satoshi percebeu o seu cabelo muito preto de tintura por baixo do boné e a ausência dos óculos de grau que sempre usara. Watanabesan parece mais jovem, disse Satoshi, sem dar a entender se era um elogio ou um deboche. Kikuo esboçou um sorriso de satisfação, destacando as rugas no entorno dos olhos. Depois olhou um instante para Hiroshi e se voltou outra vez para Satoshi:

"Yamamotosan é muito amigo de Miyamurasan, não é?"

Satoshi explicou que eram amigos há muitos anos, que se conheceram quando ambos jogavam futebol de salão num clube onde eram associados. Hiroshi riu, esse meu amigo era um perna de pau, eu trouxe ele pra ver se agora aprende a jogar *gateball*. E emendou, e você, Watanabesan, e esse cabelo bosta de galinha? Satoshi percebeu que Kikuo ficou incomodado com a brincadeira do amigo. Ele sorriu com a boca fechada e se afastou.

Quando os jogadores se encaminharam para um canto do campo para a formação dos times, Hiroshi puxou Satoshi pelo braço, mas ele se afastou, não, hoje vim só pra ver. E se dirigiu a uma das laterais, onde sentou num banco improvisado com uma tábua e dois pedaços de tronco de eucalipto fincados no chão.

Alguns minutos depois, Hiroshi e um outro jogador se juntaram a Satoshi. Vamos jogar a próxima, explicou Hiroshi, os melhores sempre ficam pro final. Depois apresentou o outro homem, este é o Takedasan, Hideyuki Takeda, é o mais velho aqui do grupo, talvez da cidade inteira. Satoshi estendeu a mão para o homem, que sorriu discretamente. Sua expressão não dizia se a brincadeira do companheiro o incomodava ou não. Hiroshi prosseguiu, ele veio pro Brasil no navio *Kasato Maru*. Então Satoshi disparou uma gargalhada, e Hideyuki o acompanhou. Hiroshi continuou, o problema, problema dele, é claro, é que a esposa é muito nova e muito bonita. E apontou uma mulher que estava no jogo.

"É aquela, aquela do cabelo um pouco mais comprido. Satiko, a mais alta, que vai tacar agora."

Satoshi observou a mulher que o seu amigo indicara. Ela estava com os pés alinhados, as costas um pouco arqueadas, com o taco nas mãos, preparando-se para a jogada. Realmente era bonita, aparentando ser mais jovem que Hideyuki. Hiroshi arrematou, e aquele bonitão que está perto dela é Paulo Emori, seu amante.

Satoshi pensou que a brincadeira passara do limite razoável. Freou o instinto e evitou se virar para não ver a reação de Hideyuki. Seguiu olhando para o campo e examinou o homem que Hiroshi apontara. Era mais novo que os demais e também mais alto. O corpo ereto. Usava boné branco como todos os outros jogadores, mas com a aba virada para trás, como era moda entre os mais jovens. Ele estava ao lado de Satiko, parecendo dar-lhe instruções sobre a jogada. Falou algo ao seu ouvido. Antes da tacada, porém, ela olhou para o marido, que abaixou e levantou a cabeça duas vezes, indicando que sim. A mulher, então, recuou um pouco o taco entre as pernas e acertou com precisão a bola vermelha, que rolou em linha reta pela areia e seguiu em direção ao arco, atravessando o pequeno vão bem no meio. Depois Satiko voltou o olhar para o marido, sorridente, esperando a sua aprovação. Ele levantou e bateu palmas:

"*Yokatta*!"

Após a jogada da esposa, Hideyuki se virou para Satoshi e disse sorrindo que precisava esclarecer alguns equívocos. Explicou primeiro que a sua esposa Satiko, embora parecesse ser realmente bem mais jovem, tinha a mesma idade que ele. Usa muito creme na cara, justificou, até plástica já fez.

"Eu paguei reclamando muito, mas ela ficou mais bonita, acho que valeu a pena."

Depois esclareceu que ambos tinham setenta e dois anos. E, se voltando para Hiroshi, cinco a menos que Miyamurasan.

Satoshi caiu na gargalhada e deu duas palmadas na coxa do amigo. Hiroshi também riu, justificando-se, mas é que Takedasan tá acabado, parece que tem cem anos. Depois, virando-se para Hideyuki, daqui a pouco a gente vai pro campo, cada um num time, e eu vou dar uma surra em você, Takedasan, e a gente vai ver quem está mais jovem.

Hiroshi seguiu, incansável, dizendo que nada lhe dava mais prazer que deixar um adversário no chão, humilhado. Hideyuki retrucou, sério, misturando português com japonês:

"Pois o meu prazer é outro, Miyamurasan. Meu prazer é vir aqui jogar com os amigos. Não importa muito se vou ganhar ou perder. Eu gosto mesmo é de vir aqui pra me divertir um pouco. Yamamotosan deve saber, a gente fica velho e não tem muita diversão. Eu gosto de jogar *gateball*, brincar com os meus netos e comer chocolate."

Hiroshi levantou com a fisionomia séria e disse que iria se preparar para o jogo. Perguntou para Hideyuki se não iria também e, antes que o outro respondesse, resmungou, depois você pode comer o seu chocolate, e não reclama se morrer de diabetes.

"E os seus netos? Eu sei que você compra os seus netos com presente e sanduíche... do Makudonarudo."

Hideyuki permaneceu sentado, e Hiroshi cruzou os braços. Satoshi não conseguiu compreender se havia um clima de animosidade entre os dois companheiros ou se eles se aproveitavam da situação para criarem um ambiente de zombaria.

Olha lá, continuou Hiroshi, a Satiko está lá, grudadinha no bonitão do Paulo. Hideyuki, então, levantou, deu um soco de leve na parte superior do braço de Hiroshi, e os dois riram. Depois ele se voltou para Satoshi:

"O Paulo é mesmo mais novo e mais bonito que eu."

E explicou que quando começara a namorar Satiko, Paulo era uma criança, um moleque de calças curtas que ficava puxando sua camisa e lhe pedindo dinheiro para comprar sorvete. Satiko gostava mais do irmão que de mim, concluiu, e eu acho que é assim até hoje. Satoshi riu. Os dois amigos se dirigiram ao outro lado do campo, onde os demais companheiros já se preparavam para a próxima partida.

Quando o segundo jogo teve início, Kikuo Watanabe sentou ao lado de Satoshi. Não se viam há três ou quatro anos. Enquanto acompanhavam a partida, Satoshi deu alguns detalhes da situação de Kimiko, disse que ela muitas vezes não o reconhecia, que se tornara totalmente dependente, que Cecília era incansável nos cuidados que tinha com a mãe. Kikuo falou da própria esposa, que não o acompanhava aos treinos de *gateball* porque preferia ficar em casa assistindo à televisão ou costurando roupas para os netos. Depois conversaram sobre outros parentes, um outro primo que falecera no Japão, alguém que se formara em medicina, a filha de Kikuo que abrira com o marido um pet shop e estava prosperando porque o genro tinha vocação para os negócios. Ano passado, eles e as crianças foram ao Caribe passar as férias, disse, orgulhoso, emendando, o seu filho ainda está trabalhando como operário no Japão?

"Sim, ele e a Rosângela."

Ah, fez Kikuo, e Yamamotosan? Ainda não se aposentou? Satoshi disse que se aposentara há um mês.

"Então agora vai aproveitar a vida!"

A obviedade da frase fez Satoshi suspirar. Incontáveis vezes a ouvira nos últimos trinta dias.

No campo, Hiroshi se preparava para a sua jogada. Pegou o taco com as duas mãos, arqueou as pernas, mas se equivocou no cálculo da força, e a bola desenhou uma curva muito antes de atingir a outra. Que jogada horrível!, exclamou Kikuo. Era melhor jogando futebol, Satoshi concluiu, rindo.

"Yamamotosan, Yamamotosan é muito amigo de Miyamurasan, não é?"

Era a mesma pergunta que havia feito há pouco mais de uma hora. Satoshi estranhou a insistência do primo, mas respondeu que sim, eram muito amigos. Kikuo então disse que precisava falar de um assunto delicado, que estava feliz com a presença de Satoshi, pois precisava de ajuda, não somente ele, mas todos que praticavam *gateball* naquele campo. Explicou que Hiroshi não estava mais em condições de jogar, que já não escutava direito, tinha as mãos trêmulas.

"Ninguém quer mais o Miyamurasan no time, é aquele empurra-empurra na hora de escolher as equipes, mas ninguém tem coragem de falar pra ele."

Satoshi ouviu Kikuo com atenção, sem interrompê-lo. Ele terminou pedindo, Yamamotosan podia falar com Miyamurasan... Satoshi ficou indignado. Como aquele homem, que reencontrara após tanto tempo, alguém com quem não tinha nenhuma afinidade, ousava lhe pedir para realizar uma tarefa tão despropositada? Ficou calado, sem saber o que dizer. Estendeu os olhos para o campo, onde seu amigo estava um pouco afastado, acompanhando a jogada de outro companheiro. Era um homem velho, parecia menor que há dez anos. De repente, Satoshi se lembrou das palavras de Hideyuki e disse:

"Pensei que as pessoas aqui não se importassem muito em ganhar ou perder, pensei que o mais importante não era jogar bem."

Ninguém quer perder, retrucou Kikuo, essa história de que ganhar não é importante, isso não é verdade. Satoshi olhou novamente para Hiroshi, que se voltou para ele, como se soubesse que estava sendo observado. Ambos ergueram o braço direito ao mesmo tempo, acenando, cada um fazendo somente dois movimentos, da esquerda para a direita e da direita para a esquerda, como se tivessem ensaiado.

Satoshi levantou, e Kikuo acompanhou com os olhos o seu movimento, esperando uma resposta. Não conte comigo, disse sem olhar o primo da esposa. Depois caminhou em direção à outra lateral do campo, onde havia um banco vazio.

**Satoshi queria lhe perguntar se havia possibilidade de sua filha morrer, se ficaria com sequelas se sobrevivesse, mas ficou calado, preferindo o leve conforto da ignorância**

Satoshi encontrou Cecília caída no chão da cozinha ao chegar em casa após fazer uma caminhada pelas ruas do bairro com Peri. Não sabia há quanto tempo ela estava lá. Kimiko olhava a televisão ligada, sentada no sofá da sala. Ele chamou o Samu, que enviou uma ambulância e levou a filha ao hospital, onde ela foi logo atendida. Após quinze minutos intermináveis, uma enfermeira lhe disse que ela passaria por um exame de tomografia computadorizada. Depois de algum tempo, a mesma enfermeira lhe informou que Cecília precisaria fazer outro exame, agora de ressonância magnética. Satoshi não soube quanto tempo se passou até um médico se aproximar e se apresentar como neurologista.

"Sinto muito, mas a notícia que eu tenho para o senhor não é boa. A sua filha teve um AVC hemorrágico."

O médico disse que Cecília teria que passar por uma cirurgia de emergência e que todas as providências estavam sendo tomadas. Felizmente o banco de sangue tinha estoque suficiente para atender à necessidade da operação. O médico explicou que ele mesmo realizaria a cirurgia, mas precisaria de um auxiliar que já fora contatado e estava se dirigindo ao hospital. Depois se afastou com passos rápidos, desaparecendo num corredor. Satoshi foi chamado a um balcão, onde assinou alguns papéis sem ler.

Quando sentou na poltrona da sala de espera, Satoshi lembrou que deixara Kimiko na casa da vizinha e telefonou para ela, contando o ocorrido e pedindo para d. Margarida cuidar da esposa durante o período em que estivesse no hospital. Enquanto aguardava notícias do médico, alternava passos na sala de espera com idas ao banheiro para atender a um desarranjo intestinal. Ficava poucos minutos sentado na poltrona.

A cirurgia demorou quase cinco horas. O cirurgião estava exausto quando foi conversar com Satoshi. Ele explicou que um aneurisma rompera, provocando o acidente vascular cerebral. O rompimento pode ter sido provocado por hipertensão arterial, disse, e Satoshi relatou que a filha realmente tinha pressão alta e muitas vezes deixava de tomar o remédio, dizendo que se sentia bem. O médico informou que retirara uma grande quantidade de sangue do cérebro de Cecília e que ela já estava na UTI em coma induzido. Satoshi repetiu, assustado, coma? E ouviu que era uma medida necessária para a segurança da paciente. Satoshi queria lhe perguntar se havia possibilidade de sua filha morrer, se ficaria com sequelas se sobrevivesse, mas ficou calado, preferindo o leve conforto da ignorância.

No dia seguinte, no horário de visitas da UTI, Satoshi retornou ao hospital. Ajeitou-se na pequena antessala com outros visitantes. Todos aguardavam a liberação para entrar. Três ou quatro pessoas em pé sussurravam. Satoshi sentou ao lado de duas mulheres parecidas, que aparentavam ter cerca de cinquenta anos. Concluiu que eram irmãs, e elas falavam com preocupação sobre a situação da mãe, que fora internada para tratamento de câncer no intestino e agora estava com infecção generalizada. De repente, a porta dupla da UTI se abriu, e um homem uniformizado cruzou a sala empurrando uma maca com rodas, na qual havia uma pessoa totalmente coberta por um lençol. Satoshi cruzou os braços com força e se encolheu na cadeira dura em que estava sentado. As duas irmãs se entreolharam, mas não disseram nada. Outros que também falavam se calaram, e um silêncio absoluto e opressor tomou conta do ambiente. Depois de alguns minutos, uma enfermeira abriu a porta da UTI com um papel preso a uma prancheta na mão. Disse que chamaria os visitantes pelos nomes dos pacientes, que seriam nominados em ordem alfabética, e lembrou que a visita era permitida apenas para duas pessoas por doente. Alzira Gomes, ela começou. Depois disse o segundo nome: Eleonora das Neves Santos. As mãos de Satoshi, que seguravam os braços cruzados, apertaram-nos mais forte, e suas pernas começaram a tremer. *Terumi*, pensou, constrangendo a desesperança. Talvez a enfermeira tivesse anotado no papel o segundo nome de Cecília. A sala foi se esvaziando, e logo restaram ele e um rapaz jovem, que estava sentado ao seu lado. Venâncio Bianchi, ela leu, e o homem levantou com um suspiro, deixando Satoshi sozinho. A enfermeira, então, aproximou-se dele, o senhor é parente de Cecília Terumi Yamamoto?

"Sim."

"A dra. Ana Cristina virá conversar com o senhor em alguns instantes."

Satoshi não teve coragem para perguntar à enfermeira se a filha estava bem. Quando a médica lhe deu a notícia de que ela falecera, lembrou-se de que um dia alguém lhe dissera que os filhos sobrevivem aos pais, e de quanto julgara frágil a frase. É verdade que a sua filha não se preocupava em ir ao médico. Ia à missa todos os domingos e deixava a sua saúde nas mãos de Deus. Estava sempre disposta, nem gripe pegava, embora se recusasse a tomar a vacina preventiva porque lhe disseram que ela provocava, a longo prazo, uma enfermidade ainda mais grave que a infecção causada por vírus. *Tōchan*, gabava-se, eu chupo duas ou três laranjas todos os dias, é melhor que qualquer vacina. Criticava a indústria farmacêutica, a qual, segundo ela, promovia a doença para vender mais remédios. E tomava muita água para manter os rins saudáveis; comia muito alho para proteger o coração.

Após tomar as primeiras providências burocráticas no hospital, Satoshi voltou para casa. Encontrou Kimiko no quarto com d. Margarida, que estava sentada na cama. A esposa mexia em suas blusas no guarda-roupa, totalmente alheia à apreensão da vizinha, que indagava com os olhos sobre a situação de Cecília. Satoshi mexeu os lábios, ela faleceu. D. Margarida começou a chorar. Depois levantou e abraçou a vizinha. Não chore, Kimiko consolou, passando as mãos nas costas da mulher, tudo vai passar. Vá pra sua casa descansar, disse Satoshi para d. Margarida, e ela saiu.

"Cadê a minha blusa de lã verde?"

Satoshi respondeu mecanicamente, eu não sei, e ela seguiu procurando. Mas logo se esqueceu do que fazia com a porta do guarda-roupa aberta e a fechou, seguindo até a cômoda e abrindo a gaveta onde estavam guardadas suas roupas íntimas. Mexeu-as, mas desistiu delas depressa também.

"O que você está procurando?"

"O que estou procurando?"

"Isso, o que está procurando?"

"Eu... não estou procurando nada."

E foi para a sala, sentou no sofá e coçou a mão esquerda. Satoshi a acompanhou, depois foi para a cozinha tomar um pouco de água. Ainda estava desnorteado, mas teria que avisar os parentes e os amigos e tomar as providências referentes ao velório e ao enterro. É claro que não contaria para a esposa sobre a morte da filha. Ela não compreenderia. Para Kimiko, Cecília ainda era uma criança que tentava escalar a grade do chiqueirinho de madeira que ele confeccionara para mantê-la ao lado da mãe, mas presa dentro do gradil. Dizer à esposa que Cecília morrera significava matar essa criança que não crescera. E como ela se esqueceria, teria que lhe dizer tantas outras vezes e matar a filha indefinidamente.

Roberto chorou desesperado ao telefone, maldisse a distância entre o Japão e o Brasil, não vou poder me despedir de *nēchan*! Pediu ao pai para comprar uma coroa de flores, a mais bonita, que o preço não importava, e depois ele lhe enviaria o dinheiro. Gustavo chegou de Belo Horizonte na manhã do dia seguinte com a namorada mineira. Após ficar por quase meia hora ao lado do caixão da mãe e lamentar por não ser reconhecido pela avó, sentou ao lado de Satoshi.

"*Jiichan*, eu queria voltar pra cuidar de *jiichan* e *bāchan*, mas não posso, tem a pastelaria em Belo Horizonte. Graças a Deus *jiichan* está saudável, nem parece que tem setenta anos. Agora tá complicado, mas estou com uma ideia de reformar a pastelaria, mudar o conceito pra atrair gente que tem dinheiro. *Jiichan* sabe, dinheiro atrai dinheiro, e então a gente leva *jiichan* e *bāchan* lá pra Belo Horizonte. A gente contrata uma enfermeira pra cuidar de *bāchan*."

À noite, após o jantar, Satoshi falou com o neto sobre a casa. Ele precisava tomar providências em relação ao inventário, pois era o único herdeiro.

*Jiichan*, resmungou, não quero falar sobre essas coisas agora. Satoshi insistiu. E lembrou que acordara com Cecília que ele e Kimiko ficariam na casa pelo tempo que quisessem ou até morrerem, e Gustavo se exasperou:

"Por favor, *jiichan*, acabamos de enterrar a mamãe, e *jiichan* vem falar de mais morte!"

Disse que telefonaria para um amigo que era advogado e retornaria no próximo mês para resolver tudo. Depois, antes de seguir para a rodoviária, sentou ao lado da avó, segurou as suas mãos, *bāchan*, eu vou ganhar muito dinheiro, *bāchan* vai ter muito orgulho de seu neto. Kimiko aceitou o carinho, disse *hai, hai*. Em seguida, Gustavo abraçou Satoshi e falou palavras de consolo, que não demorasse a telefonar se precisasse de algo. Pegou a mão da namorada, que se apressava em sair, pois o táxi já estava aguardando na rua. Antes de Satoshi fechar a porta, o neto abaixou a cabeça, evitou olhar nos olhos do avô. Disse obrigado duas vezes e começou a chorar. *Jiichan*, sussurrou, um dia eu vou voltar, vou voltar e pagar tudo que eu devo pra *jiichan*, pagar em dobro, eu prometo.

Alguns dias depois, Satoshi entendeu o comportamento estranho do neto. Cecília hipotecara a casa em que moravam para pagar uma dívida do filho sem consultar o pai. Com a sua morte, o banco requereu o imóvel, pois ela não quitara a hipoteca. Depois da visita do agente bancário, Satoshi telefonou para o celular de Gustavo, o mesmo número para o qual ligara avisando sobre a morte da mãe, e ninguém atendeu. Sabia somente o primeiro nome de sua namorada, não tinha endereços, não sabia o nome da pastelaria. Telefonou para o filho, mas ele também não tinha notícias do sobrinho. Procurou na internet pela pastelaria, nada encontrou. Digitou o nome dele no Google e o viu apenas em dois processos judiciários. Então desistiu. Sabia que se continuasse a procurar, encontraria o neto, mas entendeu que ele não queria ser encontrado porque não tinha o dinheiro para pagar a dívida.

Satoshi fez uma breve pesquisa nas imobiliárias da cidade e constatou que a reserva que tinha no banco era suficiente para comprar um pequeno apartamento. Telefonou para o filho para conversar sobre o assunto, e ouviu Roberto xingando o sobrinho:

"Aquele filho da mãe, desde moleque era um vigarista! Tem que ir atrás dele, *tōchan*!"

Sem acreditar nas próprias palavras, Satoshi disse que um dia Gustavo lhe pagaria a dívida, no momento não adiantaria insistir. Depois se deu conta de que, legalmente, o neto não lhe devia nada, pois há alguns anos ele mesmo transferira a casa para o nome da filha. Cecília pôde realizar a hipoteca porque o imóvel estava no nome dela. Se a casa não estivesse hipotecada, seria herdada por Gustavo. Roberto ouviu a explicação do pai e suspirou, compreendendo a situação. Então reclamou da irmã recém-falecida. Ainda lhe custava crer que ela havia hipotecado às escondidas a casa onde os pais moravam.

Após passar o telefone para a esposa e as filhas para elas conversarem um pouco com Satoshi, Roberto retomou o aparelho e disse ao pai que retornaria ao Brasil. *Tōchan*, soluçou, é minha obrigação cuidar de *tōchan* e *kāchan*. Lembrou a tradição japonesa de que os cuidados dos pais na velhice ficam sob a responsabilidade do filho homem mais velho. E agora a responsabilidade aumentara, pois se tornara o único filho. Falou tudo num arroubo, com a voz embargada. Depois ficou alguns instantes em silêncio.

"Mas como posso voltar, *tōchan*?"

Explicou que durante a crise econômica de 2008, ele e a esposa tiveram que aceitar a redução do salário para continuar trabalhando. No início de 2009, Rosângela perdeu o emprego, e precisaram usar as reservas. As empresas cortaram os *zangyōs*, e muitos trabalhadores foram demitidos. Vários amigos de Roberto retornaram ao Brasil incentivados pelo próprio governo japonês, que se dispusera a pagar para que os brasileiros decasséguis voltassem ao país de origem. É uma vergonha o que estão fazendo com a gente, disse Roberto na ocasião, embora ele mesmo tivesse pensado em aceitar os três mil dólares do auxílio governamental, mais os outros três mil de Rosângela e os dois mil que cada uma de suas filhas tinham direito para retornar com a família. Mas o que faria no Brasil somente com esse valor e desatualizado profissionalmente? Já há muitos anos se conformara com o fato de que não voltaria a atuar como engenheiro civil. No Japão, os seus amigos não sabiam de sua formação acadêmica. Ele comentava que não quis seguir além do ensino secundário. De que adianta se formar num país que não valoriza um diploma?, dizia a eles. Se retornasse ao Brasil, o que faria? Voltaria a vender doces e salgadinhos? Começou a chorar. *Tōchan*, resmungou, eu fiquei com vergonha, não queria retornar sem nada, só com a esmola do governo japonês no bolso. Na empresa dele, as horas extras voltaram a ser pagas há pouco tempo, e agora estava começando a guardar dinheiro de novo.

Ao desligar o telefone, Satoshi se sentiu sentado sobre uma cadeira suspensa no ar. Ao redor da cadeira, um espaço infinito, um vazio. Quando decidira telefonar para o filho, esperava ouvir dele que solicitaria ao inquilino de seu apartamento que o desocupasse para que os pais pudessem morar nele. Roberto não fez nenhuma referência ao imóvel, e Satoshi não tocou no assunto. É meu único bem, o filho dissera um dia ao telefone, aqui no Japão a gente ainda paga aluguel.

Roberto telefonava para o pai todos os domingos às oito da manhã. Satoshi ainda ficava fascinado com a tecnologia que lhe possibilitava escutar o que o filho dizia há milhares de quilômetros e com uma diferença de doze horas. Mas conversar com Roberto às oito da manhã, quando no apartamento dele já eram oito da noite, dava-lhe a sensação de um distanciamento ainda maior. Não eram somente dezessete mil quilômetros, mas também doze horas de distância. Quando foi embora, seu filho disse que não ficaria mais que cinco anos no Japão. Mas o tempo trapaceia, encolhendo-se ou se dilatando sem a permissão do homem. Os cinco anos se transformaram em oito, depois em dez. E ele já estava lá há quase duas décadas.

Há vinte anos, Roberto era jovem, mas já estava desiludido com a engenharia civil, carreira para a qual estudara em universidade pública em tempo integral. O curso era gratuito, mas, como não podia trabalhar, seu pai lhe dava uma mesada para o pagamento de suas despesas. Ainda na graduação, engravidou a namorada e, sob os protestos de Satoshi e Kimiko, casou. Começou a trabalhar à noite em casa ajudando a esposa, que abandonara a faculdade de administração para fazer salgados, doces e bolos por encomenda. Aos sábados, os dois trabalhavam em dobro. Ao se formar, Roberto se empregou num escritório de engenharia, mas o salário era ínfimo, e as despesas aumentaram com o nascimento da segunda filha. Então ele e Rosângela resolveram ir ao Japão para trabalharem como decasséguis. Roberto dizia impropérios contra o governo, lamentava que a política econômica expulsava os brasileiros, que não tinham condições de viver de forma digna em seu próprio país. No aeroporto de Guarulhos, enquanto a esposa e as filhas já seguiam em direção à sala de embarque, Roberto não queria soltar as duas mãos de sua mãe, as quais pareciam ter encarnado a própria alma. Pedia para ela cuidar da saúde, para seguir frequentando os ensaios de *karaoke* na associação das senhoras budistas. E ela repetia, *ganbate ne*, *ganbate ne*, como se estivesse pedindo para o filho ficar. Quando finalmente as mãos se desgrudaram, ele olhou para o pai pela última vez e seguiu para a sala de embarque.

Roberto nunca retornou. Dez anos após a partida, quando Kimiko teve câncer no estômago e Satoshi temeu que ela morresse, o filho telefonou dizendo que voltaria para vê-la, mas sempre havia alguma dificuldade que o impedia. Ela passou por uma cirurgia invasiva que a deixou sem a maior parte do órgão. No período em que ficou acamada, queixava-se como uma criança, dizendo que o filho prometera retornar em cinco anos e não cumprira a promessa. Satoshi providenciou um televisor para fixar na parede do quarto e fez uma assinatura de TV a cabo com a inclusão do canal japonês NHK para que a esposa tivesse alguma distração enquanto se recuperava. Ela assistia às novelas japonesas e as narrava para o marido, que se esforçava para mostrar algum interesse. Surpreendentemente Kimiko passou a se interessar pelos entediantes programas de meteorologia, numerosos na emissora, e estava sempre informada sobre o clima na cidade de Hamamatsu, onde Roberto morava. Vai ter tufão no Japão, dizia para Satoshi. Ele perguntava detalhes, a velocidade do vento, as regiões que seriam atingidas. No dia seguinte, ela lhe contava as imagens que vira no NHK, a destruição causada pelo tufão.

Kimiko já não reclamava a presença do filho. Quando Satoshi lhe passava o telefone, e Roberto lhe chamava de *kāchan*, ficava confusa. Onde você está?, perguntava em japonês. E falava que era mentira quando ele lhe contava que estava no Japão. Então Satoshi lhe mostrava alguma fotografia enviada por Roberto, e ela dizia que era seu irmão, com quem o filho realmente se parecia. Outras vezes, pensava que era seu pai. Satoshi não a desmentia. Aprendera que a verdade nem sempre liberta. A demência, que aliviara Kimiko da ausência do filho, agora a beneficiava com a ignorância da morte da filha.

## Não leve o cachorro para o apartamento, aconselharam alguns amigos, é um vira-lata, não é?

Ao se mudar para o condomínio Arvoredo, Satoshi precisou se desfazer de tudo que não cabia no apartamento. Primeiro a pesada cômoda de mogno escuro, herança de família de sua esposa, onde eram guardados edredons, cobertores e travesseiros. Porque *tōchan*, disse Roberto por telefone, *tōchan* não pode ser teimoso assim, esse troço é muito pesado, e não desmonta, como é que vai levar para o apartamento?

Também foram desqualificadas para a nova moradia várias ferramentas que Satoshi mantinha no pequeno depósito, onde também se guardavam materiais de limpeza e quinquilharias acumuladas ao longo dos anos. Ele separou para levar ao apartamento somente uma furadeira elétrica, um martelo, um alicate universal, um alicate de corte, algumas chaves de fenda, uma chave phillips e um aplainador de madeira que seu pai lhe ensinara a manusear quando ainda era adolescente. Pra que um negócio desse num apartamento?, repreendeu Roberto de novo, argumentando que o pai nunca mais o usaria. Satoshi se arrependeu imediatamente de ter contado ao filho sobre as ferramentas que carregaria consigo. O aplainador era uma ferramenta pequena, que poderia guardar com facilidade no armário da lavanderia, e Roberto não tinha nada que se meter em um detalhe que não era significativo para ele. Seu filho não entenderia que não se guarda algo somente pela sua serventia. Então mentiu, você tem razão, não vou levar o aplainador.

Não foram, também, as duas árvores da felicidade, o macho e a fêmea. A primeira tinha folhas verdes mais escuras, mais grossas, enquanto a segunda era mais delicada. Estavam plantadas uma ao lado da outra no mesmo vaso de cimento que ficava ao lado da porta da sala. As mudas não foram compradas, o que era essencial para que a sorte acompanhasse os moradores da casa, conforme uma crença japonesa. Um amigo as presenteou há muitos anos. Ao entregar as pequenas mudas, ele orientou Satoshi a plantá-las em par no mesmo vaso, instruiu-o a respeito das regas e desejou muitas felicidades ao amigo e à família. *Tōchan* acredita nisso?, perguntou Cecília quando o homem foi embora, debochando de suas palavras. Ele respondeu que não, que a felicidade não pode depender de dois arbustos emparelhados, mas acreditava na sinceridade da pessoa que o presenteara com as duas mudas. Por isso as plantaria conforme ele instruíra, porque plantar árvores e se lembrar de que foram dadas por um amigo também correspondiam a uma espécie de felicidade.

"E o *butsudan*? Tem lugar pra colocar o *butsudan* no apartamento?"

A pergunta de Roberto pareceu impertinente a Satoshi. É claro que levaria o *butsudan*! Se não o levasse, seria como se estivesse deixando para trás todos os familiares mortos, inclusive Cecília, cuja fotografia fora colocada no santuário poucos dias após a sua morte, ao lado das imagens dos pais de Kimiko. Ela era católica, mas não deixava de acender incensos e juntar as mãos defronte ao pequeno santuário budista em ocasiões especiais, como os dias de aniversário de falecimento de seus avós.

Em outra parede da mesma sala, Cecília pendurara um quadro com a imagem de um Jesus Cristo bonito, que parecia um astro de rock. Satoshi não se incomodava. Ele mesmo gostava de assistir a um filme de cujo título não lembrava, que narrava os últimos dias da vida de Jesus Cristo e que os canais de televisão exibiam na Sexta-Feira Santa. Satoshi também não ia ao templo budista com muita frequência, mas todos os domingos colocava um alimento no pequeno santuário doméstico feito de madeira cerejeira, onde acendia um incenso *senkô*. Enquanto sentia o seu aroma, via a fumaça pequena subindo, e a miúda ponta avermelhada desfazia o frágil bastonete, atestando a sua efemeridade. Como não conseguira entender o budismo nos cultos do templo, Satoshi recorreu a alguns livros para aprender sobre Buda e os seus ensinamentos, e o que leu o impressionou tanto quanto a história de Jesus Cristo, de quem sempre se proclamava fã. Quando juntava as mãos diante do santuário, era sincero o seu amor, embora fosse pouca a fé. No apartamento, Satoshi colocaria o *butsudan* na estante nova, ao lado da televisão. Parecia-lhe um tanto incoerente situá-lo, com suas fotografias dos parentes mortos e o incensário, ao lado do mundano aparelho de televisão, mas não havia alternativa.

Satoshi quis, também, levar a antiga máquina de costura Elgin, mesmo sabendo que não teria nenhuma utilidade, pois Kimiko deixara de costurar há muito tempo. Era um aparelho de mais de cinco décadas, e a esposa já o usava antes de casar. Tinha o gabinete de peroba e a estrutura de ferro enegrecido. Sobre o tampo de madeira, erguia-se a máquina escura com seu corpo torneado, que se dobrava no tronco em noventa graus para a esquerda, parecendo uma mulher negra de cintura fina. Ainda havia uma linha branca na bobina, que Kimiko usara para fazer os últimos remendos em roupas de se usar em casa. Akiko, que fora à casa com o marido e o sogro alguns dias antes da mudança para ajudar Satoshi a se desfazer de tudo que não seguiria para o apartamento, aconselhou-o a vender a máquina de costura e os móveis antigos em alguma loja de decoração.

"Yamamotosan, essas coisas antigas estão na moda. A máquina de Kimikosan deve valer um bom dinheiro, e o baú e o guarda-roupa também. Não leva em ferro-velho ou em lojas de móveis usados que eles pagam uma mixaria."

E havia o Peri.

Não leve o cachorro para o apartamento, aconselharam alguns amigos, é um vira-lata, não é? Nesses condomínios só tem cachorro de madame, disse o professor Reginaldo. Satoshi, então, telefonou para a síndica do condomínio e foi informado que o regimento interno permitia somente cachorros de porte pequeno, como shihtzu e yorkshire, emendando a pergunta, qual é a raça de seu cachorro? Então Satoshi se deu conta de que não sabia, mas também nunca procurara saber. Era um cachorro, e isso lhe bastava. Um dia, Hiroshi foi à sua casa levando Peri numa coleira, toma, é desmilinguido e feio como você, podem fazer companhia um para o outro! O amigo contou que um vizinho se mudara para outra cidade, deixando o animal na rua. Ele ficou durante dois dias na calçada em frente à casa, arranhando a grade do portão e uivando. Nesse período, Hiroshi o alimentou e até pensou em adotá-lo, mas já tinha dois cachorros, e o filho e a nora se posicionaram terminantemente contra a ideia. Então o amarrou numa coleira e o levou à casa de Satoshi. Era um cão de porte médio, com o pelo opaco cor de caramelo — como pareciam ser todos aqueles de raça indecisa, sem dono e que viviam na rua. Estava agitado, e Hiroshi tinha dificuldades em mantê-lo dominado com um cordão amarrado à coleira. Disse que se o amigo não o quisesse, levaria o animal até uma estrada e o largaria lá. Satoshi agachou, passou a mão sobre o dorso do cachorro e perguntou o seu nome.

"É Peri. A mulher do vizinho ficava o dia inteiro gritando: 'Peri, Peri!'."

O cachorro tinha o pelo curto e grosso e estava com alguns pequenos carrapatos grudados na pele. E exalava um cheiro desagradável. Ao levantar, Satoshi já sabia que Peri ficaria. Extraiu prazerosamente os carrapatos do animal com uma pinça que encontrara num estojo da filha no banheiro, deu banho nele com a mangueira do jardim, ensaboando-o com o sabão em pedra que estava no tanque de lavar roupas e o levou ao veterinário. Brigou com Cecília e Kimiko, que rejeitaram Peri no princípio, mas também acabaram por se afeiçoar a ele.

Quando a síndica do condomínio Arvoredo perguntou sobre a raça do cachorro, Satoshi respondeu que não sabia, mas informou a sua altura e o seu comprimento.

"Sinto muito, sr. Satoshi, é de porte médio. Não pode."

Satoshi se conformou. Talvez fosse mesmo melhor para Peri ter um outro dono, alguém que morasse em casa. O cachorro já estava velho, acostumado com a liberdade de um quintal e dificilmente se adaptaria a um apartamento pequeno. Decidiu doar o animal. Ofereceu Peri para amigos e vizinhos, mas ninguém quis. Então anunciou a doação na internet. Algumas pessoas comentaram que o cachorro era feio. E era um vira-lata. Um rapaz desconhecido viu o anúncio e foi à sua casa para conhecer o cão. Perguntou a idade de Peri, e Satoshi respondeu que não sabia, mas que o animal estava com ele há doze anos e que chegara já adulto à sua casa. Pensei que fosse mais novo, disse o rapaz, eu queria um amigo, um cachorro que tivesse bastante energia, que pudesse correr comigo pelas ruas.

Então Satoshi levou Peri ao Esperança, um abrigo mantido por uma organização não governamental. Ele pôde ouvir os latidos dos outros animais de longe. Ao entrar, viu a quantidade enorme de cães abrigados pela instituição. O senhor teve sorte, disse o funcionário que o atendeu, passando a mão sobre a cabeça de Peri, só temos mais uma vaga.

"Agora só aceitaremos animais novos à medida que os que estão aqui forem adotados."

O rapaz explicou que a instituição já abrigava um número de cães maior que a sua capacidade de atendimento e que o subsídio financeiro da prefeitura precisava ser complementado com doações, que haviam diminuído bastante nos últimos meses. Satoshi ouviu o rapaz com atenção, depois perguntou o seu nome.

"Douglas... Mas pode me chamar de Dog. Era Douglas, virou Doug, e agora, porque trabalho aqui, acabaram diminuindo pra Dog."

Satoshi riu, simpatizou com o rapaz. Em seguida, deixou Peri com outro funcionário e acompanhou Douglas até uma pequena sala, onde, além de alguns poucos móveis, estavam amontoadas caixas de papelão de diversos tamanhos com inscrições de marcas de ração. Douglas sentou em frente ao computador com um velho monitor de tubo e começou a digitar informações sobre o animal e o dono. Explicou que a organização não recusava nenhum cachorro em função de suas características. Aqui aparece animal doente, disse, vira-lata que foi atropelado e anda se arrastando.

"Procuramos um lar para todos os cachorros, porque todos merecem ter um lar, mas alguns não conseguem..."

Alertou que não seria fácil encontrar alguém que quisesse adotar Peri.

"Aqui a gente tem outro problema: as pessoas não querem cachorro velho e cachorro preto."

Satoshi sabia que não seria fácil a instituição encontrar um novo lar para Peri em função de sua idade e pelo fato de ser um vira-lata. Mas se surpreendeu com a informação sobre cães pretos.

"Pode acreditar, sr. Satoshi, cachorro preto também sofre preconceito."

Peri está velho, Satoshi explicou, está meio surdo, igual o dono, precisam ter paciência com ele. Douglas levantou a cabeça, sorriu.

"Não se preocupe, nós vamos cuidar direitinho dele. E quem adota vira-lata, ainda por cima velho, é alguém que gosta mesmo de cachorro e vai cuidar muito bem do Peri."

Antes de sair, Satoshi deu uma contribuição em dinheiro para o Esperança. Depois disse que desejava se despedir de Peri. Douglas o encaminhou para outra sala, onde o outro funcionário estava agachando ao lado do cachorro, tentando examiná-lo, mas ele estava agitado. Acalmou-se quando sentiu a presença de Satoshi. Abanou o rabo, seus olhos pareciam pedir uma explicação sobre o que estava acontecendo. Então ele passou a mão sobre a cabeça do animal, disse algumas palavras: que não ficasse triste, que ficaria no abrigo por um tempo, mas logo alguém viria buscá-lo, então teria uma nova casa. Depois se afastou e saiu da sala sem coragem de olhar para trás.

## Ao lado do parquinho, um flamboyant envelhecido e florido, com tronco e galhos retorcidos, alaranjava o lugar

Satoshi e Kimiko chegaram ao condomínio Arvoredo no meio da tarde, pouco antes da chegada do furgão da mudança. Uma grade de barras de ferro espessas deixava à vista da rua as duas torres de quinze andares. Satoshi procurou um apartamento que ficasse perto de sua casa, mas o único que cabia em seu orçamento era um que ficava no segundo andar em um prédio sem elevador. Um casal de velhos subindo e descendo escadas?, brincou com o vendedor da imobiliária. Por isso, comprou aquele apartamento no Arvoredo, que ficava num bairro distante, mas próximo de uma farmácia e de um supermercado.

O Escort 1996 atravessou o portão, passou ao lado da guarita envidraçada, de onde o porteiro deu um aceno aos novos moradores, e seguiu pela lateral da torre Quaresmeira, onde ficava o estacionamento coberto com telha de fibrocimento. Satoshi ajudou a esposa a descer do carro, retirou do banco traseiro duas sacolas que continham objetos pessoais, e os dois caminharam até a torre onde morariam. Vai ser complicado em dias de chuva, preocupou-se ao percorrer o trajeto sem cobertura. No pequeno hall que dava acesso às escadas e ao elevador, havia dois vasos de cimento, também gêmeos, mas um somente com terra seca e outro com uma raquítica palmeira ráfia. Na porta bege do elevador, havia um rabisco, feito com algum metal, em que Satoshi viu com esforço o desenho de quatro corações sobrepostos.

O corredor que dava acesso às seis moradias do quarto andar era assustadoramente inanimado e pouco iluminado por duas ou três lâmpadas incandescentes. Satoshi abriu a porta do apartamento 404, e ele e a esposa entraram. Olharam a acanhada sala vazia. As paredes brancas recém-pintadas tornavam maior o nada da sala, que se estendia numa arquitetura retangular da porta de entrada até uma grande janela de perfis pretos envidraçada. As cortinas ainda não estavam instaladas, por isso uma intensa claridade se esparramava pelo ambiente, e Satoshi lembrou que teria que estender provisoriamente um lençol. As duas torres foram construídas com tijolinhos à vista e janelas envidraçadas, sem venezianas nos quartos, com grossas esquadrias pretas. Uma ficava em frente à outra de forma simétrica, como se estivessem paralisadas em frente ao espelho. Satoshi percorreu com os olhos o espaço livre do pátio à procura de um canteiro florido ou mesmo algum arbusto pequeno ou outra planta sem flores, que estavam na moda nos jardins modernos, mas nada encontrou. Apenas o monótono gramado São Carlos dividia os dois blocos e se estendia até o limite dos fundos do terreno, onde um muro de um amarelo indolente, com a tinta já gasta pelo tempo, erguia-se em aproximadamente três metros. Uma estreita faixa ladrilhada dava acesso ao canto do pátio, onde havia um pequeno parquinho com um escorregador e dois balanços protegidos por cerca telada formando uma grande gaiola, embora aberta na parte superior. Um dos balanços pendia de um lado para o outro, num movimento triste e preguiçoso, revelando que alguém o usara há pouco tempo. Ao lado do parquinho, um flamboyant envelhecido e florido, com tronco e galhos retorcidos, alaranjava o lugar. No outro lado, uma sibipiruna sombreava um banco de madeira verde com suporte de ferro enegrecido, desses que ainda se encontravam, às vezes, em praças antigas. Um homem estava sentado nesse banco lendo um livro.

Satoshi segurou a mão de Kimiko e a levou para a cozinha, tão estreita que parecia ser um corredor. Ela se estendia na mesma largura até a lavanderia — que não seria outro cômodo não fossem os armários já instalados demarcando a divisão entre os dois ambientes. Tudo branco: o piso cerâmico, os azulejos que cobriam parte das paredes, a fórmica dos móveis e a louça do tanque de lavar roupa com a esfregadeira de três ondulações. Enquanto conduzia a esposa aos quartos, Satoshi pensava na dificuldade que teria em lavar as roupas em um tanque tão pequeno.

Os móveis e as caixas com utensílios domésticos, roupas e outros objetos chegaram quinze minutos depois. Satoshi se apressou em encostar uma cadeira numa parede da sala que o sol não alcançava para acomodar Kimiko. Ela estava inquieta com o movimento dos homens da mudança, por isso, a todo momento, Satoshi lhe dizia que iriam embora logo. Ela levantava, e ele a seguia pelos outros cômodos do apartamento. A breve andança se repetia duas, três vezes. Satoshi queria levá-la ao pátio para distraí-la, mas os homens não paravam de lhe perguntar onde deveriam colocar as caixas e os móveis, por isso não podia deixá-los sozinhos no apartamento. Então levava Kimiko de volta à cadeira, onde ela ficava sossegada por alguns minutos.

Quando os homens enfim foram embora, Satoshi olhou desalentado para as caixas de papelão empilhadas no chão da sala. Teria que esvaziá-las e guardar pratos, talheres e panelas nos armários da cozinha. Nos quartos havia outras caixas com roupas, sapatos, edredons e travesseiros. Planejou esvaziá-las somente no dia seguinte, mas precisava retirar o mínimo para passar o restante do dia e dormir. Já estava entardecendo. Desejava tomar um banho. À noite, pediria um yakisoba no China in Box para ele e a esposa.

    Kimiko adormeceu sentada no sofá. Satoshi foi à janela aproveitar a última claridade do dia e observar mais uma vez o condomínio. Sentia-se um pouco constrangido em adentrar os apartamentos da torre Flamboyant através das janelas e das cortinas descerradas. Num deles, viu uma cama desarrumada e algo que parecia ser um sutiã jogado sobre ela. Bem em frente ao seu apartamento, também no quarto andar, a cortina aberta da sala franqueava a entrada para olhares curiosos. Uma mulher estava sentada numa poltrona bem próxima à janela, aproveitando a luz da tarde. As mãos se movimentavam com agilidade sobre um tecido. Estava bordando. Um pano de cozinha ou outro pano qualquer que as mulheres gostam de bordar para presentear as filhas ou as noras. Usava óculos. Os cabelos acinzentados e bem penteados lhe cobriam a cabeça e o pescoço. Estava um pouco afastada do encosto, as costas arqueadas para a frente. Satoshi ficou incomodado com a postura da mulher, que parecia ser idosa. Endireita as costas, disse baixinho. Ela seguiu inclinada, manuseando a agulha sobre o tecido. A voz de Kimiko o fez retornar à realidade do próprio apartamento:

    "Onde é aqui?"

## Ela não sabe mais quem eu sou, Satoshi disse um dia ao seu amigo Hiroshi, e eu não sei mais quem ela é

Nos dias que se seguiram, Satoshi se punha frequentemente a observar o que a janela de sua sala franqueava. Esticava o olhar para os fundos do condomínio e encontrava o homem que lia livros sentado sob a sibipiruna. Às vezes, ele levantava, punha os óculos que estavam no banco, pousando sobre ele o livro, e acendia um cigarro. Caminhava por alguns minutos sem se distanciar do local até terminar de fumar, retornando, então, ao banco, como se o tabaco fosse incompatível com a leitura. A distância não permitia a Satoshi delinear o homem, mas parecia ser alguém com uma idade avançada, talvez mais velho que ele próprio. Era magro e usava sempre camiseta e bermuda acinzentadas e sandálias. Imaginou-o viúvo e solitário. Um homem que buscava companhia nos livros.

    Satoshi concluiu que a senhora moradora do apartamento em frente vivia só. De manhã, ela abria as janelas e as cortinas de tecido pesado, de cor amarronzada, dos dois quartos e da sala. No último quarto, que era o maior, uma colcha de retalhos coloridos cobria uma cama de casal e alegrava um pouco o ambiente. No outro quarto, havia um sofá moderno junto à parede. O alto de seu encosto parecia um grande travesseiro. À tarde e à noite, a mulher passava horas nesse sofá assistindo à televisão. Na sala, cuja ampla janela ocupava quase uma parede inteira, havia um sofá antigo coberto parcialmente por uma manta, duas poltronas que formavam um conjunto com o outro móvel e uma mesa redonda de madeira escura com quatro cadeiras torneadas. Na poltrona mais próxima à janela, ela sentava para ler ou para bordar.

Uma manhã, quando Satoshi observava a mulher, ela foi à janela, e então ele se afastou, dirigindo-se à cozinha. Não queria que ela o visse espreitando-a. Mas, dois dias depois, quando ela retornou à janela, permaneceu no lugar. Não estava espionando, afinal, decidiu. Os olhos veem o que está à frente, e ele não tinha mais o quintal a dois passos da porta como na antiga casa. E se ela quisesse privacidade, não deixaria as cortinas escancaradas. No momento em que seus olhos se cruzaram com os da mulher, ele sorriu ligeiramente e abaixou e levantou a cabeça, num gesto de cumprimento. Ela também mudou a expressão, o que para Satoshi pareceu um sorriso, mas logo se recolheu para o interior do apartamento, retornando um instante depois para fechar a cortina.

Kimiko estava inquieta desde a mudança. Perguntava repetidas vezes em japonês, onde é aqui? E Satoshi respondia que era o apartamento para onde haviam se mudado. Ela, então, franzia a testa, expressando incredulidade, e dizia, não, aqui não é a minha casa. Em seguida, voltava a coçar o dorso da mão esquerda, que arranhava com as unhas aparadas para, depois, alisar com as pontas dos dedos. Alguns minutos depois, dizia que desejava ir embora, seu pai ficaria bravo se demorasse. Satoshi respondia que sim, que logo iriam, e não insistia em dizer que haviam se mudado para o apartamento. Ela já não ficava sentada durante horas no sofá ou numa das cadeiras, como fazia quando morava na casa. Percorria os poucos cômodos e ficava ansiosa, tentando entender onde estava. Então Satoshi a pegava pela mão e a levava para caminhar na rua ou no pátio do condomínio. Às vezes, ele aproveitava e ia com a esposa ao supermercado para comprar algo ou a levava até a padaria e comprava o pão de queijo de que ela tanto gostava. Quando ficavam no pátio, sentavam-se no banco sob a sibipiruna e observavam as crianças brincando no parquinho.

Satoshi compreendeu que não poderia seguir cuidando da esposa sozinho. Ao se mudar da casa, manteve Cleuza trabalhando para ele um dia por semana. Ela limpava o apartamento e lavava e passava as poucas peças de roupa que os dois sujavam, mas era ele quem preparava as refeições e fazias as compras. Sua esposa contava somente com ele, e os cuidados antes compartilhados com Cecília — tarefa muito mais dela que dele —, ficaram exclusivamente sob sua responsabilidade. Também não podia mais contar com a vizinha da casa, sempre disposta a fazer companhia para Kimiko quando havia necessidade. Ao se mudar, Satoshi doou para ela diversos utensílios domésticos que não caberiam no apartamento. Doou, também, a mesa envidraçada e as oito cadeiras que Cecília comprara poucos meses antes de morrer. D. Margarida aceitou com certo desconforto, mas elas são novinhas, sr. Satoshi.

Hiroshi sempre telefonava para o amigo cobrando a sua presença no campo de *gateball*. Dizia que Kimiko poderia ficar em sua casa com a nora durante os treinos, mas Satoshi nunca se atreveu a aceitar a oferta. Satoshi, então, resolveu contratar os serviços de uma cuidadora profissional. Além de ter experiência, deveria falar a língua japonesa, pois a esposa parecia ter esquecido o português. Telefonou para seus amigos, mas ninguém conhecia uma cuidadora com essa característica. Foi a nora de Hiroshi quem indicou Akemi, prima de uma amiga. Ela nunca havia trabalhado como cuidadora de idosos, mas atendia o requisito de conhecer a língua japonesa, pois, como neta de japoneses, frequentara *nihon gakkō* quando era criança e usara o idioma durante muitos anos para se comunicar com os avós e com os pais, agora falecidos. Era solteira, tinha cinquenta e seis anos e se aposentara há pouco tempo como bancária. Como acompanhara o pai com mal de Alzheimer durante quase dez anos, ela acreditava que estava qualificada para a função de cuidadora. Ele morava com o filho e a nora, mas, quase todos os fins de semana, Akemi levava o pai ao seu apartamento para que a cunhada pudesse descansar. Quando Akiko telefonou para Satoshi e apresentou as credenciais da mulher, ele quis imediatamente conhecê-la.

Akemi chegou na exata hora marcada ao apartamento para a entrevista. Era uma mulher alta, com os cabelos castanho-escuros bem lisos cortados pouco abaixo do pescoço. Usava um vestido simples, de uma cor aperolada, liso, que destacava os seios pequenos ainda firmes e deixava à mostra as pernas abaixo dos joelhos. Satoshi observou os seus dentes um pouco amarelados, o rosto com uma leve maquiagem, as linhas ainda finas de rugas ao lado dos olhos e abaixo deles. Era uma mulher bonita, mas que não chamaria a atenção na rua.

Satoshi contou a Akemi sobre o filho que morava no Japão e as mudanças ocorridas em sua vida desde a morte da filha, e a mulher o olhou, compadecida. Ele pensou em lhe dizer que estava tudo bem, só precisava de ajuda para cuidar da esposa, mas preferiu seguir falando sobre as questões práticas. Chegaram num acordo para ela trabalhar às terças e sextas-feiras. Satoshi dispensaria a empregada diarista e se encarregaria dos serviços domésticos, que não demandavam muito tempo nem muito esforço num apartamento pequeno. Às sextas-feiras, poderia ir aos treinos de *gateball* com Hiroshi. E descansaria da presença excessiva de Kimiko. Percebia que já se irritava com as suas perguntas reiterativas, com a sua dificuldade de interação, com a teimosia em não querer tomar banho. Depois da mudança para o apartamento, a situação piorara, pois não havia mais o ofurô que eles tinham na casa e de que ela gostava. Eu já tomei, dizia Kimiko, se esquivando como uma criança teimosa e exigindo a banheira, e ele não podia arrastá-la até o chuveiro, como ela própria fazia com os filhos quando eram pequenos. Satoshi, então, desistia. Kimiko já ficara sem tomar banho por três dias seguidos. Às vezes, contrariando as recomendações da médica geriatra, ele não dava atenção à esposa quando ela começava a falar frases caóticas, frases que ela interrompia à procura de alguma palavra que não encontrava. Satoshi ficava aflito ao vê-la titubeando e se desesperava por não poder ajudá-la. Que mulher era aquela? E se a levasse a uma casa de repouso e fosse visitá-la uma vez por semana? Roberto lhe diria uns impropérios antes de começar a chorar e se culpar por estar tão distante. Mas que ficasse, então, com a sua culpa e não lhe dissesse o deveria fazer, já que não poderia ajudar. Kimiko mesma lhe disse rindo alguns anos atrás que deveriam interná-la num asilo se ficasse doente e começasse a dar muito trabalho. E se eu arranjar uma namorada?, ele perguntou, e ela respondeu que não teria problema, desde que não ficasse sabendo.

Ela não sabe mais quem eu sou, Satoshi disse um dia ao seu amigo Hiroshi, e eu não sei mais quem ela é. Tentava conectá-la à mulher que fora outrora, discreta, quieta, que se esquivava de fazer comentários e parecia não ter convicções, mas era inteligente, fazia cálculos inacreditáveis sem necessidade de calculadora ou de pôr os números no papel, e guardava na memória, com detalhes, lembranças do passado distante. Agora titubeava ao responder perguntas simples. Às vezes, os dois ficavam horas em silêncio, cada um encastelado em seu universo privado. Ela trazia da granja de ovos em Bastos, no interior de São

Paulo, onde vivia com os pais e os irmãos, cenas que pareciam ter ocorrido um dia antes. Outras vezes, era mãe de crianças pequenas, para quem costurava intermináveis fraldas de pano de algodão branco e preparava lanches para elas levarem à escola. Eventualmente reconhecia o esposo. Às vezes, chamava-o de *otōchan*. Não importa, disse Hiroshi, ela não sabe quem você é, mas você não pode esquecer que ela é sua mulher.

Um dia, quando assistiam à televisão, Kimiko perguntou a Satoshi que animal era a capivara que aparecera na tela, e ele tentou lembrar da palavra japonesa para designar o mamífero roedor, mas não conseguiu. É uma capivara, respondeu. Menos de um minuto depois, ela indagou novamente, e Satoshi ficou calado, controlando a irritação. Quando a esposa perguntou pela terceira vez, falou em voz alta, é uma capivara, não tá vendo, Kimiko?

"Não é um boi, um cachorro, uma galinha! É uma capivara!"

Ela se assustou e se calou, encolhendo-se no sofá. Satoshi, então, sentiu pena, pensou em se desculpar, mas não aprendera a pedir desculpas a familiares. Ficou uns instantes sem conseguir olhar para ela. Queria pegá-la no colo, dizer que estava tudo bem, mas não disse nada. Então alcançou a mão esquerda de Kimiko, colocou-a entre as suas. Ficaram por bastante tempo assim, esposo e esposa.

**Sr. Satoshi, disse com a voz afetada, ajeitando os cabelos, fiquei tão surpresa quando o senhor me telefonou, pensei que tivesse me esquecido**

No primeiro dia em que Akemi foi trabalhar, Satoshi foi ao apartamento de Suzana. Não a visitava há mais de um mês, desde quando Cecília morrera. Chegou antes do horário combinado, faltando quinze minutos para às três. Estacionou o Escort 1996 a duas quadras e esperou dez minutos.

O prédio, onde Suzana morava e trabalhava, ficava próximo à universidade. Suas quitinetes, de menos de trinta metros quadrados, eram alugadas aos alunos que vinham de outras cidades. Suzana era a única moradora que também era proprietária. Os estudantes sabiam que o apartamento era o seu local de trabalho, mas não se incomodavam. Alguns se tornaram seus clientes.

Às três horas, Satoshi desceu do carro na rua movimentada e caminhou apressadamente até o prédio, olhando para os lados. Um dia, uma professora o viu entrando no edifício, e ele lhe disse que um neto de sua irmã de São Paulo estava estudando na universidade e alugara um apartamento naquele condomínio. Enquanto interfonava ao lado do portão, deu espaço para um rapaz de camiseta e bermuda entrar. Depois entrou e subiu até o quinto andar. O elevador se abria para um corredor comprido, que se assemelhava a uma varanda, pois os diversos apartamentos ficavam num lado, e noutro o prédio era vazado, havendo somente uma grade de proteção de pouco mais de um metro. Satoshi encontrou duas garotas que carregavam mochilas nos ombros. Elas o olharam, sorriram uma para a outra e passaram por ele caladas, seguindo para o elevador.

A porta da quitinete de Suzana estava apenas encostada. Quando entrou, Satoshi ouviu a voz que vinha do banheiro, já tô terminando! A porta se abria para uma pequena cozinha, que estava organizada e limpa, como se fosse um ambiente de exposição. No canto da pia, havia uma bandeja de bambu com uma garrafa térmica preta e dois pires com xícaras de café para o cliente. Sr. Satoshi, Suzana gritou novamente do banheiro, vai tomando um cafezinho. Ele despejou a bebida preta na xícara e pingou três gotas de adoçante. Deu três passos e já alcançou o outro cômodo, que era quarto e sala ao mesmo tempo. O ambiente estava pronto para recebê-lo, com o lençol branco bem esticado sobre a cama, dois travesseiros bastante recheados na cabeceira e uma coberta fina dobrada aos pés do colchão. A cortina blecaute estava fechada, impedindo que a intensa claridade do meio da tarde penetrasse pela janela. Somente a luz fraca e amarelada de um abajur na mesinha ao lado da cama estava ligada. Satoshi sentou num pequeno sofá encostado à parede e tomou seu café. Depois se despiu e se estendeu na cama, jogando a coberta sobre o corpo.

Suzana saiu do banheiro enrolada numa toalha que deixava à mostra metade de suas coxas. Sr. Satoshi, disse com a voz afetada, ajeitando os cabelos, fiquei tão surpresa quando o senhor me telefonou, pensei que tivesse me esquecido. Ele falou em poucas palavras sobre a morte da filha e a mudança para o apartamento. Não queria perder tempo com conversa. Suzana o conhecia há quase cinco anos, por isso não fez perguntas, sabia que era um homem de poucas palavras, principalmente para revelar aspectos de sua vida. Ela deixou cair a toalha, apagou a luz do abajur e se ajeitou ao seu lado na cama.

## Onde estiver um irmão, o outro há de estar também, predicava à mesa, onde todos tinham assento, cada um o seu, predeterminado

O homem que lia livros sentado no banco sob a sibipiruna era um jornalista aposentado e se chamava Altair Maluf. Satoshi o conheceu no elevador da torre Quaresmeira. Cumprimentaram-se de maneira protocolar, e Satoshi ficou observando o outro apertar o botão do décimo quinto. Vive nas alturas, pensou aleatoriamente, descendo no quarto andar.

No condomínio, havia um número razoável de pessoas idosas, mas a maioria saía pouco de seus apartamentos. Satoshi queria fazer novos amigos, por isso desceu para o pátio numa terça-feira quando viu Altair sob a sibipiruna. Sentou ao lado do homem e se apresentou:

"Sou um professor aposentado procurando algo pra fazer quando não estou cuidando da minha esposa."

Altair sorriu, parecendo se animar. Fechou o livro e o colocou com cuidado sobre o banco para conversar. O título chamou a atenção de Satoshi: *Dois irmãos*. Estou relendo, disse o homem, percebendo a curiosidade, é uma história que me deixou muito triste da primeira vez, por isso quis ler novamente. Satoshi perguntou por que estava relendo o livro se ele o deixava triste, e Altair explicou que a tristeza lhe fazia bem. A tristeza o fazia entender a felicidade, porque um não existe sem o outro. Mas na literatura não basta que a história seja triste, completou, é preciso que haja tristeza nas palavras. E abriu o livro para ler o início do romance num tom audível: "Zana teve de deixar tudo: o bairro portuário de Manaus, a rua em declive sombreada por mangueiras centenárias, o lugar que para ela era quase tão vital quanto a Biblos de sua infância: a pequena cidade no Líbano que ela recordava em voz alta, vagando pelos aposentos empoeirados até se perder no quintal, onde a copa da velha seringueira sombreava as palmeiras e o pomar cultivados por mais de meio século". Satoshi, que não era dado a ler romances, reconheceu a beleza do trecho introdutório, realçada pela voz grave e pausada de Altair.

"O senhor gosta de ler, sr. Satoshi?"

Eu não tenho muita paciência, confessou, lembrando-se dos poucos livros que lera na vida além dos volumes de biologia. Altair, ao contrário, lia com frequência. Ele morava no último andar da torre Quaresmeira com a esposa Anelise e descia quase todos os dias para ler sob a sibipiruna. Sentava no banco, tirava os óculos que corrigiam a sua miopia, mas que o incomodavam na leitura, pousando-os sobre o assento, e abria um livro para ler. Era um homem solitário, condição a que o levou o gosto pela leitura. Sua esposa o acusava de não gostar de gente. E ela não está errada, admitiu Altair. Faltava-lhe paciência para conversar com quem usava meia dúzia de palavras, como se elas pudessem dar conta da complexidade do mundo. Quando alguém tinha um repertório vocabular maior, dizia-lhe obviedades sobre os males do cigarro, sobre os avanços da tecnologia ou usava um provérbio ou outra passagem da Bíblia para explicar qualquer fato da vida. Anelise lhe dizia, também, que as pessoas não gostavam dele. Ora, então havia reciprocidade, o que era ótimo, pois lhe poupava o trabalho de ficar se esquivando delas.

Satoshi sentiu um leve tom de arrogância nas palavras de Altair, além de um desconforto por estar ali e ter iniciado a conversa. Talvez ele também fosse um incômodo. Talvez seu vocabulário não fosse suficiente para sustentar uma conversa com aquele homem. Era simplesmente alguém que interrompera a sua leitura. Mas se estivesse incomodando, ele que levantasse e fosse embora.

Altair prosseguiu, dizendo que sua família se resumia a esposa Anelise, com quem já estava casado há mais de trinta anos. Não tinha filhos e não lamentava o fato. Não saberia educar um filho, não queria uma criança o perturbando, pedindo coisas que não daria. Sua maior preocupação era consigo mesmo. Parou de falar um instante e pediu desculpas:

"Sinto muito se estou ofendendo a sua sensibilidade."

Satoshi não soube o que dizer, pois realmente nunca estivera com alguém que revelasse de modo tão franco uma realidade incômoda para outras pessoas. Covarde que era, baixou os olhos.

"Não se preocupe, sr. Altair. Continue, por favor."

Altair prosseguiu. Lembrou a infância numa fazenda no interior de São Paulo, onde deitava no fim de tarde sob as árvores para sentir os poucos raios de sol que atravessavam as copas folheadas. Sua irmã mais velha o chamava da casa distante, e o grito lhe chegava diluído no espaço, e então era uma voz morna e macia, um convite que poderia aguardar para ser atendido. Que feliz era o lugar aconchegante do abraço da mãe, a mesa comprida da cozinha com o pão caseiro, o café com leite e a manteiga fresca, a mata para onde corria quando se cansava do carinho protetor das irmãs mais velhas e das muitas regras impostas pelo pai, e deitava sob as árvores, sobre as folhas secas, e desfrutava de uma liberdade absoluta. Mas desgraçadamente nós crescemos, lamentou.

Altair era de uma família grande de quatro irmãs e três irmãos. Ele era o irmão do meio. O mais velho herdara a austeridade do pai, um libanês alto de bigode espesso, que nunca sorria, um cristão fervoroso, temperado nas águas salgadas do Mediterrâneo. Seus ensinamentos eram orientados pela Igreja e pela ideia obsessiva de que o indivíduo não importa, e sim o coletivo. Seu pai lembrava, não só a ele, mas a ele e a seus irmãos, que a família vem sempre em primeiro lugar. Onde estiver um irmão, o outro há de estar também, predicava à mesa, onde todos tinham assento, cada um o seu, predeterminado. O pai sentava à cabeceira, e, à sua direita, os três irmãos mais velhos, começando pelo primogênito. À esquerda sentava a mãe e, em sequência de idade, os filhos mais novos. Satoshi perguntou onde estavam os irmãos, e Altair respondeu simplesmente, não sei. Esses assuntos muitas vezes são melindrosos, por isso Satoshi não insistiu. Foi Altair quem prosseguiu, depois que meu pai morreu, meu irmão mais velho assumiu o seu lugar, me expulsou de casa porque não segui os ensinamentos de nosso pai. O indivíduo falara mais forte.

Altair levantou, desculpou-se por falar tanto sobre a sua vida. Também queria escutar as histórias que Satoshi tinha para contar, mas precisava subir, demorara mais que de costume. Eu jogo xadrez, disse de repente, mudando o fluxo da fala, mas ninguém aqui do condomínio sabe jogar. Eu jogo, Satoshi respondeu. Na biblioteca do colégio havia um tabuleiro, e, às vezes, os alunos o desafiavam. Altair abriu um sorriso grande.

"Então vamos jogar uma partida!"

Combinaram para a próxima sexta-feira, quando Akemi estaria novamente cuidando de Kimiko.

## O que o conduzia à janela era um gosto pela vida, uma necessidade de vê-la além do seu apartamento

Satoshi sonhou que vivia em um apartamento sem portas e janelas, eternamente iluminado com lâmpadas incandescentes que deixavam tudo com uma tonalidade amarelada. Ao despertar e ver a luminosidade da manhã já atravessando o tecido da cortina, suspirou, aliviado. Levantou e abriu o cortinado para se certificar de que realmente havia luz lá fora.

A mudança para o pequeno apartamento havia reservado a Satoshi as janelas para acessar a realidade exterior. Principalmente a janela da sala. Quando se afastava dela e a olhava a uma certa distância, os perfis escuros formavam uma moldura cuja tela era uma paisagem reduzida, que revelava somente a torre Flamboyant, sem o céu azulado a integrá-lo à natureza. Ao se aproximar, desaparecia a moldura de sua janela e se ampliavam as outras molduras, que desvelavam algumas cenas do cotidiano de pessoas que ele não conhecia. Do lado esquerdo do apartamento da mulher que bordava, aparentemente viviam um casal e dois filhos adolescentes, um rapaz e uma garota. As janelas se abriam apenas ao meio-dia, quando os quatro eram vistos sentados à mesa do almoço, para se fecharem somente tarde da noite. No apartamento do lado oposto, moravam dois homens ainda jovens que passavam o dia inteiro fora e retornavam juntos no início da noite.

Quando residia na casa, Satoshi gostava de atravessar a porta da cozinha e conquistar o pátio, onde tomava o sol da manhã e mantinha os três vasos de orquídeas à meia-sombra sobre uma mesinha protegida por uma parede da área da lavanderia. Peri o acompanhava, abanando o rabo. Depois Satoshi saía pela garagem até alcançar o jardim da frente da casa, único espaço que sobrara depois do corte da jabuticabeira, com plantas que se erguiam do solo. No espaço retangular forrado com grama esmeralda, um pé de azaleia de flores rosadas era mantido em formato ovalar por uma tesoura de jardineiro. Nas duas laterais, havia uma fileira de margaridas em cujas flores Satoshi procurava joaninhas amarelas com bolinhas pretas para colocá-las em seus braços e ficar observando-as percorrer a pele encarquilhada. Quando retornava ao interior da casa, como se fosse mensageiro de boa sorte, pegava com cuidado um inseto e o pousava sobre o braço da esposa. Ela aceitava o gesto de carinho com um sorriso. Após a aposentadoria, ele planejava renovar o jardim, mas a repentina morte de Cecília e a mudança de casa interromperam o seu plano.

No hall da torre Quaresmeira, Satoshi, com autorização da síndica, plantou no vaso com terra seca, que o impactara no dia da mudança, as duas árvores da felicidade que deixara para trás ao se mudar e acabaram na casa de Hiroshi. O outro vaso com ráfia também recebeu terra nova e adubo, e a pequena palmeira começava a dar sinais de recuperação. Durante a manhã, o vestíbulo era inundado pelos raios de sol, o que era imprescindível para a manutenção das plantas. Duas a três vezes por semana, ele as regava.

Na ausência do quintal, restava a Satoshi descerrar a cortina da janela e observar o prédio fronteiriço e o pátio do condomínio. Hiroshi chamou o amigo de mexeriqueiro quando Satoshi lhe contou sobre o que via da janela. Um dia vi os dois rapazes deitados na cama, disse, eles se esqueceram de fechar a cortina. Os dois riram. Os velhos não têm muito o que fazer, lamentou Satoshi. Hiroshi disse que gostava de assistir às novelas e às lutas de sumô no NHK, mas ultimamente a audição não o ajudava. O filho insistia em levá-lo para um pesqueiro, mas ele nunca gostara de pescar, não tinha paciência. A nora o mimava cozinhando tudo o que ele gostava de comer, considerando, é claro, as recomendações do médico sobre a sua dieta, que não era muito rígida. Só não queria ser proibido de comer a conserva de gengibre e de tomar missoshiro. Aguardava ansioso o domingo, quando o outro filho e a sua filha iam visitá-lo, e a casa ficava cheia com os filhos, o genro, as noras e os netos. Após o jantar, as vozes altas mais o barulho da televisão começavam a incomodá-lo, e ele dizia que era tarde, que o dia seguinte seria uma segunda-feira e todos teriam que levantar bem cedo. Riam dele, chamavam-no de ranzinza e ameaçavam não retornar no próximo domingo.

Satoshi percebeu que a mulher que morava em frente ao seu apartamento recebia a visita de duas pessoas a cada quinze dias, sempre nas noites de quinta-feira. Elas chegavam pontualmente às sete e meia e iam embora às nove e meia. Depois de algumas semanas, ao se dar conta de que sabia a hora da chegada e a hora da partida dos convidados da mulher, Satoshi sorriu: tornara-se mesmo um bisbilhoteiro. Mas não era mexeriqueiro, como Hiroshi o chamara. Não se incomodava com o que faziam na cama os dois homens vizinhos da mulher, não o animavam as brigas alheias, não fazia intrigas. O que o conduzia à janela era um gosto pela vida, uma necessidade de vê-la além do seu apartamento.

Os convidados da senhora bordadeira eram um homem e uma mulher. Ele parecia ser muito mais jovem que ela. A dona da casa os recebia na porta, trocavam beijos nas faces. Eles se acomodavam no sofá e na poltrona e conversavam com a dona da casa durante algum tempo. Depois sentavam à mesa e jantavam. Às vezes, riam.

## Mas não é assim o verdadeiro amor, uma reinvenção a cada abraço?

Em pouco tempo, Akemi se tornou imprescindível para Satoshi. Às terças e às sextas-feiras, chegava pontualmente às oito, encarregava-se dos remédios de Kimiko, do seu lanche da manhã e da tarde, caminhava com ela no pátio ou nas ruas próximas ao condomínio, acompanhava-a no banho pouco antes de ir para casa às cinco. Satoshi aproveitava esses dias para sair. Voltou a visitar Suzana com frequência e, às sextas-feiras, ia ao treino de *gateball* com Hiroshi. Às vezes, saía sem rumo, feliz. Explorava o bairro novo, admirando os jardins de algumas casas e edifícios. A geografia da cidade, com as suas ruas cheias de árvores e calçadas largas, lhe dava ânimo. A algumas quadras do condomínio, havia uma padaria moderna, onde ainda se servia café de garrafa térmica. Satoshi não gostava do café espresso, que estava se tornando absoluto na maioria das padarias, e ficava feliz quando descobria algum lugar que servia o café feito de modo tradicional. Sentava a uma mesinha, saboreava sem pressa a bebida preta com um pão de queijo ou um quiche de alho-poró. Numa das esquinas próximas ao condomínio, encontrava um senhor já idoso que vendia doces caseiros. De vez em quando, comprava uma paçoca e a dividia em dois pedaços, para comê-la em dois dias, prologando, assim, o prazer e contrariando a recomendação do médico. Mas Satoshi aprendeu que dr. Felipe exagerava quando prescrevia algumas condutas. Era a sua pedagogia. Numa consulta, ele determinou que o paciente não poderia comer mais de três colheres de arroz no almoço e no jantar. Quatro meses depois, quando Satoshi retornou com os resultados dos exames apontando cento e onze de índice glicêmico no sangue e disse que estava comendo quatro colheres de arroz em cada refeição, o médico lhe deu os parabéns.

"Ótimo, sr. Satoshi, continue nas quatro colheres! Caiu de cento e vinte para cento e onze, mas ainda está no pré-diabetes."

Satoshi se encarregava de fazer o almoço. Gostava de cozinhar e, embora na sua casa o preparo das refeições sempre tivesse ficado sob a responsabilidade das mulheres, aprendeu a fazer os pratos básicos, principalmente os japoneses. Depois que Cecília morreu, as suas habilidades culinárias elementares foram importantes, pois teve de assumir todas as tarefas domésticas.

Assim que Akemi começou a trabalhar em sua casa, Satoshi deixou claro que fazer a limpeza e cozinhar não eram suas atribuições. Até acreditava que ela poderia assumir algumas tarefas além de cuidar de Kimiko, mas temia algum embaraço na Justiça do Trabalho. Ele preparava o almoço, e os três comiam juntos. Quando estava na cozinha, Akemi se aproximava e insistia em ajudar. No início, ele refutava qualquer auxílio, mas pouco a pouco foi cedendo. Em pouco tempo, era ela quem comandava as refeições, mas ele nunca a deixava só na cozinha, exceto quando a esposa necessitava de algum cuidado.

Um dia, Akemi disse a Satoshi sobre o incômodo que lhe causava ver Kimiko sempre com as mesmas roupas. Invariavelmente eram alguma calça velha de malha e uma blusa de algodão com botões, que formavam um conjunto desagradável de se ver. São confortáveis, justificou Satoshi. Akemi quis saber como Kimiko se vestia quando ainda podia fazer as suas escolhas. Ela era uma mulher vaidosa, ele explicou. Mesmo em casa, gostava de estar bem-vestida. Ao sair, passava batom, um pó no rosto e colocava um par de brincos. Quando ficou doente, e Cecília passou a vesti-la, a filha optou por roupas confortáveis e que fossem fáceis de pôr no corpo. Akemi perguntou se ela gostava de se olhar no espelho, e Satoshi se deu conta de que a esposa não via mais a si mesma. Talvez ela não se reconheça, arriscou, ainda confuso com a percepção de que Cecília e ele haviam subtraído de Kimiko a rudimentar satisfação da vaidade.

Akemi pegou a paciente pelo braço e a levou ao quarto, onde havia um espelho na parte interna de uma porta do guarda-roupa. Kimiko se olhou, tentando reconhecer a mulher à sua frente. Passou a mão no cabelo. Depois se aproximou um pouco mais, esticou o braço e tocou o vidro num esforço para sentir na ponta dos dedos o próprio reflexo. Satoshi a observava de longe, na porta do quarto, como se a distância pudesse eximi-lo um pouco daquela extraordinária experiência. Vamos, d. Kimiko, disse Akemi, abrindo a outra porta do guarda-roupa, vamos procurar uma roupa bem bonita pra senhora. Kimiko tocou os vestidos pendurados em cabides, sentido a textura dos tecidos. Puxou um vestido longo de festa, brilhante. Akemi pegou delicadamente a mão da mulher para ela largar o vestido.

"Não, d. Kimiko, hoje não tem festa, vamos ficar em casa."

Elas vasculharam gavetas e prateleiras e escolheram uma calça de linho marrom e uma blusa florida de um tecido leve. Akemi a ajudou a se vestir. Depois penteou o seu cabelo, passou um batom discreto nos lábios ressequidos, aplicou uma base para suavizar as imperfeições da pele.

"Olha como a senhora é bonita!"

As duas estavam de volta ao espelho, e Satoshi, agora sentado na cama, sorria. Kimiko também sorriu. Se o senhor permitir, disse Akemi, na próxima semana eu quero levar d. Kimiko ao salão. Ela precisa dar um jeito nesse cabelo.

Satoshi se entusiasmava com a relação estabelecida entre a esposa e a cuidadora. Havia uma cumplicidade, embora ela tivesse que ser reinstalada a cada momento. É o verdadeiro amor, a verdadeira amizade, pensou, um pouco enciumado. Mas não é assim o verdadeiro amor, uma reinvenção a cada abraço? Akemi sentava ao lado de Kimiko no sofá e lhe perguntava que dia da semana era em japonês. Independentemente da resposta, concordava.

"E o que a senhora vai fazer amanhã?"
"Amanhã eu vou limpar a casa."
"E a senhora gosta de limpar a casa?"
"Mamãe fica brava."
"Sua mãe fica brava se a senhora não limpar?"
"Mamãe é brava. Eu preciso limpar a casa."

E a conversa prosseguia em zigue-zague, sustentada pela paciência de Akemi, que usava frases curtas como as de Kimiko para que ela não se desorientasse. Quando havia resistência na hora do banho, dizia que depois iriam à casa da prima Yoshie, de quem ela gostava muito, segundo Satoshi, mas já falecida há mais de dez anos. Ou lhe falava do sabonete novo de lavanda ou da roupa nova que estrearia para ir a algum restaurante.

# D. Estela, me desculpe se eu pareço um velho bisbilhoteiro, disse ele quando conversaram pela primeira vez

A vizinha de Satoshi, que morava bem em frente ao seu apartamento, se chamava Estela Morales. D. Estela, me desculpe se eu pareço um velho bisbilhoteiro, disse ele quando conversaram pela primeira vez. Encontraram-se no pátio numa quarta-feira quando Satoshi descera para fazer a caminhada matinal com Kimiko. Eles estavam sentados no banco de sempre, sob a sibipiruna, quando Estela se aproximou. De perto, parecia mais frágil, menor, embora procurasse se manter ereta enquanto caminhava. Usava um vestido de linho com desenhos geométricos de cores discretas, que iam do azul-claro ao cor-de-rosa de flamingo. Os cabelos acinzentados e brilhantes, bonitos, bem penteados, eram divididos no meio da cabeça e deslizavam até o pescoço. Satoshi sentiu o seu perfume suave com notas de alguma fruta que não soube identificar e imaginou se ela se perfumara somente para descer ao pátio. Ela disse bom-dia, pediu licença e sentou ao lado dos dois. Satoshi no meio. Foi ela quem iniciou a conversa.

"São novos aqui no condomínio, não é?"

Sim, ele respondeu, estamos aqui há pouco mais de três meses. Ela disse o seu nome, acrescentou que morava sozinha. Mas o senhor já deve ter percebido, completou. Satoshi ficou encabulado. Foi então que falou de parecer um bisbilhoteiro. Ela riu, não, o senhor não tem culpa de eu morar bem em frente à sua janela. Depois ele se apresentou, apresentou a esposa, já sem sentir a necessidade de explicar a sua enfermidade. Antes se preocupava com o desconforto do outro, que perceberia o comportamento de Kimiko e não saberia o que fazer. Akemi o fez perceber que se comportava como se estivesse pedindo desculpas aos outros pela doença da esposa. Estela se inclinou um pouco para a frente e a olhou um pouco desconcertada. Depois disse alto, devagar, cuidando para pronunciar com clareza cada sílaba:

"A senhora é muito bem-vinda aqui no condomínio, é muito bom morar aqui, a senhora vai gostar."

Kimiko sorriu.

"Eu moro na granja!"

Estela também sorriu, não soube mais o que dizer e se encostou novamente no dorso do banco.

Ao longo de conversas em encontros no mesmo banco, Estela contou que enviuvara há dez anos, e então, sozinha, concluiu que seria melhor se mudar da casa térrea relativamente grande onde morava para o apartamento do condomínio Arvoredo.

A cidade está tão violenta, disse, e um apartamento é muito mais seguro para uma mulher sozinha. O dinheiro angariado com a venda da casa foi usado para comprar o apartamento, e ainda restou um montante para fazer uma aplicação financeira sugerida pelo gerente do banco onde matinha a conta na qual a sua aposentadoria e a pensão do marido eram depositadas. Ela falava sem coordenação respiratória com uma voz rouca, trêmula. Sem segurança. Graças a Deus, a aposentadoria e a pensão que recebia não lhe deixavam faltar nada.

Deus me defenda de depender dos outros, disse, nem mesmo da minha filha. Sim, tinha uma filha, que se separara do marido pouco tempo depois do nascimento do neto. Suspirou, foi um livramento. Ele tinha uma amante, com quem acabara casando. A filha era advogada e tinha um escritório com mais duas sócias no centro da cidade. Era uma mulher moderna, bem-sucedida. Chamava-se Aurélia. Era o nome da protagonista altiva e determinada do romance *Senhora*, de José de Alencar, que Estela lera na época do colégio. Ficou fascinada com a história da moça que, por ser pobre, fora rejeitada pelo homem que amava e se tornara uma mulher rica e poderosa. A filha de Estela, então, chamava-se Aurélia muito antes do nascimento. É um nome muito bonito, elogiou Satoshi, e ela sorriu, orgulhosa.

Nunca pensara num nome para menino, como se soubesse que teria somente uma filha. Fez planos, cobriu Aurélia com vestidos coloridos, calçou-a com sapatos que via nas revistas e a penteou muitas vezes, metendo lacinho em seus cabelos quando a filha ainda era apenas um sonho. Ao nascer, Aurélia foi cercada de cuidados excessivos pela mãe. Ela era tão linda que receava que a roubassem. Queria escondê-la do mundo. Quando a menina completou seis anos, Estela não quis matriculá-la na escola. Foi seu esposo quem a dissuadiu de sua irresponsável obsessão. Mas todos os dias levava Aurélia até o portão da escola e ia buscá-la. O marido contestava seus desvarios de superproteção. Ele foi o grande responsável por Aurélia ter se tornado uma moça independente e corajosa. Se dependesse dela, Estela, a filha teria se tornado uma mulher medrosa e pouco determinada, muito diferente da personagem de José de Alencar.

Veja só que contradição seria, disse. Entrelaçou os dedos das mãos e as pousou no colo. O esposo salvara a filha da mãe. Agora já tem mais de cinquenta anos, falou para Satoshi com a mesma voz rouca e rugosa, baixinho, continua bonita, um mulherão, mas é um pouco voluntariosa. Falava olhando para frente, como se estivesse vendo a mulher que descrevia. Devia ter se casado novamente, prosseguiu, tão bonita, mas é muito independente, e isso assusta os homens, o senhor sabe.

Aurélia tinha um filho. Chamava-se Lucas e era bonito e inteligente, embora fosse um desmiolado, conforme o adjetivo usado pela avó. Não tinha a determinação e a ambição da mãe. Havia se formado em educação física sob os protestos de Aurélia, que o queria advogado como ela, ou, quem sabe, um juiz, um promotor. Trabalhou como instrutor em algumas academias até se consolidar como personal trainer. Ganhava bem em sua profissão, mas estava sempre com os bolsos vazios, o que o levava a pedir dinheiro emprestado para a mãe. Até ela, Estela, cujas economias guardava para alguma emergência médica e para ter um enterro digno, às vezes emprestava alguma quantia para o neto, mesmo sabendo que não seria devolvida. Mas ele era tão carinhoso com ela, e isso a desarmava.

"E é tão bonito!"

Um dia, Lucas pediu dinheiro emprestado a Estela para comprar flores para a namorada, mas não poderia ser um buquê chinfrim, teria que ser pelo menos uma dúzia de rosas ou uma orquídea num vaso bonito. Se fosse a senhora, ele perguntou, o que a senhora ia querer? Orquídeas, respondeu, orquídeas amarelas! À noite, Lucas apareceu no apartamento com um vaso em uma caixa embrulhada com papel celofane e enfeitada com um laço. Dentro, orquídeas amarelas!

Duas vezes por mês, às quintas-feiras, a filha e o neto iam visitar Estela. Aos sábados e domingos, eles tinham lá os seus compromissos. Ela não se incomodava que eles só a visitassem a cada duas semanas. Sorriu.

"Sou uma velha, devo ser uma velha chata, aprendi a viver sozinha."

Aurélia e Lucas não falhavam nunca. Desmarco qualquer compromisso para vir aqui ver a senhora, dizia o neto. E ela limpava o apartamento, preparava um jantar especial e aguardava o interfone tocar como se fosse uma criança.

## Não se via no tabuleiro uma torre traçando a sua vida por um caminho diagonal, nem um cavalo seguindo em linha reta

Satoshi subiu ao décimo quinto andar e foi ao apartamento de Altair Maluf para a partida de xadrez que haviam combinado. Anelise recebeu o convidado com um largo sorriso e um aperto de mão.

"O Altair já vem."

Era uma senhora de cabelos acinzentados, lisos e curtos, olhos grandes — o que lhe dava um ar de esperteza. Satoshi observou a sala onde se encontrava e não reconheceu nela as características de seu próprio apartamento. Ele sabia que todas as unidades do condomínio eram do mesmo tamanho e tinham sido entregues com a mesma configuração. Ela o convidou a sentar no sofá e disse sorrindo:

"Cuidado com o Altair, ele é enganador."

"Ele vai trapacear na partida?"

Não, ela respondeu, mantendo o sorriso. Não conhecia alguém mais honesto que o marido, mas ele confundia a realidade com as histórias que lia. Culpa da literatura, disse.

Parecia que a vida não lhe bastava. E repetia, que vida besta, meu Deus. Às vezes se punha a falar sozinho, assumindo a voz de um personagem. Recentemente o flagrou falando como se fosse o Bentinho, repetindo as frases dele do romance. Depois foi além, acrescentando outras camadas à história de Machado de Assis, adicionando mais provas do caráter ambíguo de Capitu.

Anelise reclamou de uma leve dor de cabeça, pediu licença e desapareceu no corredor. Satoshi aproveitou para observar melhor o apartamento, que lhe parecia o cenário de um filme que representava uma época remota. Duas paredes haviam sido derrubadas, ampliando a área principal, que se estendia da cozinha até a janela da sala, formando um L com a integração de um dos quartos. Lambris de cerejeira ripada revestiam a parte inferior das paredes, tornando o ambiente bastante aconchegante. Os móveis antigos também eram de madeira natural de tom claro, e os tecidos da cortina e do revestimento do sofá eram de cores sóbrias. A mesa, de desenho clássico, com quatro cadeiras, tinha um tampo redondo e um tronco torneado que descia e se dividia em quatro pés. O encosto, o assento e os braços do sofá eram emoldurados por uma madeira de veios escuros e recheados com almofadas compactadas. Os braços se curvavam nas extremidades para o encaixe do pescoço de quem deitasse ali. Apenas na cozinha Satoshi viu uma cor diferente, um guarda-louças revestido com uma lâmina esverdeada, mas ainda num tom suave, sem contrastar com o restante do ambiente. A parede maior do antigo quarto que se abrira para a sala era coberta por uma estante que ia do piso ao teto e estava repleta de livros, alguns posicionados de pé, outros deitados, mas todos exibindo seus títulos nas lombadas. Uma escada sustentada por um varão fixado no alto da estante possibilitava o seu movimento de um lado para o outro e deixava ao alcance os livros das prateleiras mais elevadas. Alguns poucos vãos receberam pequenas esculturas de pedra sabão que representavam homens e mulheres nus. Numa pequena mesa ao lado, uma vitrola dos anos 70 estava com o tampo aberto revelando um disco de vinil no prato, indicando que o aparelho não era apenas decorativo.

Altair despontou no corredor e apontou o tabuleiro já na mesa com os reis, as rainhas e as outras peças em suas posições iniciais, prontos para a batalha. Mas, antes da partida, ele levou Satoshi à janela.

"Veja como o que o homem fez se integra à natureza!"

Alguns prédios se erguiam em meio às árvores como se fossem enormes troncos despidos de galhos e folhas. A cidade se estendia por quilômetros até onde se iniciava uma paisagem absoluta formada de vários tons de verde, alargando-se em direção ao horizonte. A linha levemente curva não parecia dividir o céu azulado e a terra, mas integrá-los numa unidade inequívoca. Satoshi deixou escapar um suspiro de admiração.

"Que privilégio ter esse quadro para ver todos os dias, sr. Altair!"

Então ele se virou para o novo amigo, não é sempre o mesmo quadro, sr. Satoshi! De manhã, tinha um quadro, ao entardecer já era outro. Quando chovia, fechava a janela, e tudo ficava cinzento, e ele não conseguia definir direito os contornos olhando através do vidro. Esse mistério é fascinante, sr. Satoshi, declarou Altair. E, à noite, ele não conseguia mais ver a linha do horizonte; a terra e o céu se confundiam. Mas o homem inventara as luzes para livrar o homem do breu.

"O homem é um ser extraordinário, não é, sr. Satoshi?"

Sim, mas o que mais fascinava o professor era a integração da obra do homem com a natureza. Não o animava um conjunto de arranha-céus envidraçados, mas as árvores de uma cidade abraçando os prédios.

"Mas e aquela ilha artificial em forma de palmeira de Dubai? É uma excentricidade da engenharia e, talvez, por isso mesmo, uma extraordinária criação humana."

"Sim! Mas se foi Deus quem fez o homem, afinal de contas, tudo é obra de Deus, não é?"

"Sr. Satoshi, por favor, não tire o mérito do homem. Quem construiu os prédios foi o ser humano, não foi Deus."

Foram à mesa para a partida de xadrez, e Altair disse que a prerrogativa de iniciar o jogo era do convidado. Satoshi arrastou o primeiro peão branco. Altair prosseguiu. Suas jogadas rapidamente desconcertaram o oponente. Em pouco tempo, o vizinho pôs o rei de Satoshi em xeque-mate.

Foi meu pai quem me ensinou a jogar xadrez, disse Altair guardando cuidadosamente o tabuleiro e as peças numa caixa de madeira. O peão precisa ter uma paciência maior que os outros, dizia seu pai. Ele poderia, um dia, mudar a sua condição humilde, mas deveria dar seus passos com muito cuidado. E todos tinham regras a cumprir. Não se via no tabuleiro uma torre traçando a sua vida por um caminho diagonal, nem um cavalo seguindo em linha reta. A rainha era poderosa, seus privilégios não eram questionados. O pai de Altair amava jogar xadrez. E eu detestava, confessou, sem justificar por que passara a gostar do jogo.

Altair disse que prepararia um café e foi para a cozinha. Satoshi o seguiu. Ele pegou um recipiente de vidro com uma tampa de bambu emborrachada. Quando o abriu, Satoshi sentiu um aroma suave e adocicado, diferente do cheiro do café a que estava acostumado. Altair perguntou:

"Que tipo de café o senhor costumar tomar?"

Satoshi não entendeu direito a pergunta, mas respondeu que gostava de tomar o café preparado por ele mesmo numa caneca e num coador de pano, um café que comprava em qualquer supermercado.

"Entendi... Mas hoje o senhor vai tomar um café arábica."

Altair retirou duas colheres de grãos de café do recipiente e os despejou no bocal de um moedor elétrico. Esse café é maravilhoso, disse, o senhor vai gostar. Moeu os grãos e preparou o café num pequeno coador de pano na medida para duas xícaras pequenas, que ele esquentara antes no forno de micro-ondas. Depois retornaram à sala. Satoshi sorveu um gole, sentiu o sabor delicado.

"E então, sr. Satoshi?"

Bom, disse. Reconheceu o paladar do expresso que tomara algumas vezes em cafeterias. É claro que não era gostoso como o café preparado por ele, mas não cometeria a indelicadeza de fazer comparações. Esse café tem a torra média, explicou Altair, é da região Alta Mogiana, no interior de São Paulo. Altair comprava os grãos torrados numa loja especializada, deixando lá um valor superior àquele cobrado em supermercados.

Eu era congregado mariano quando era criança, disse Altair após o seu primeiro gole. Era um menino pio, acordava muito cedo e sentia a presença de Deus em cada pedacinho do quarto: na luz que penetrava pelas frestas da janela, na voz macia da mãe que sentava na beirada da cama e lhe dizia as primeiras palavras do dia. Mas veio a paixão. E a paixão causa desequilíbrio. Era o que o seu pai dizia à mesa. O antídoto para a paixão é o recolhimento, repetia diversas vezes para os filhos, que ouviam tudo de cabeça baixa. Mas ele, Altair, não se recolheu, entregou-se à paixão e quis conhecer o mundo além das fronteiras da fazenda e das palavras do pai.

Altair quis saber se Satoshi conhecia um livro chamado *Lavoura arcaica*. Satoshi não entendeu, e ele repetiu o título. Não, não conhecia. O que era? Um livro sobre alguma plantação? É lavoura de café, sr. Altair? E associou o título ao sabor do café arábica que tomava. Altair sorriu e foi até a estante cheia de livros, de onde pegou um volume apartado dos demais.

Eu gostaria que o senhor lesse, disse, estendendo um exemplar maltratado pelo tempo, é um romance. Satoshi disse que gostava mais de histórias de verdade, histórias que lia em reportagens de jornais e revistas, histórias de assaltos, de assassinatos, histórias de políticos que roubam dinheiro público e não são presos. É igual, retrucou Altair, nos romances tem história, coisas acontecem, tem gente, tem gente boa, tem gente ruim.

Que maçada! O que mais Satoshi poderia dizer ao amigo para justificar a recusa? Não aprendera a dizer não. Olhou para Altair, ler? Sim, respondeu, ler... Sem esperar a confirmação, ele disse que lhe emprestaria o livro, que levasse o tempo que quisesse para ler, embora o romance não fosse longo. Satoshi ainda pensou em dizer algo, mentir, mas pegou o livro surrado, com rugas no dorso. Raduan Nassar, leu na capa. Nunca ouvi esse nome, murmurou. Altair ficou calado. Satoshi abriu o livro. Na primeira página, viu uma dedicatória: Para Altair Maluf, com carinho. E uma assinatura que tentou ler:

"Ra... Ra..."

Raduan Nassar, disse Altair. Esse autógrafo vale ouro, completou. Como gostou muito do livro, que lera alguns anos depois de seu lançamento, foi a um evento literário em São Paulo especialmente para que o autor o autografasse.

Satoshi começou a ler o primeiro capítulo:

"Os olhos no teto, a nudez dentro do quarto; róseo, azul ou violáceo, o quarto é inviolável; o quarto é individual, é um mundo, quarto catedral, onde, nos intervalos da angústia, se colhe, de um áspero caule, na palma da mão, a rosa branca do desespero, pois entre os objetos que o quarto consagra estão primeiro os objetos do corpo..."

Foi lendo, lendo, esperando o ponto para um descanso, mas não havia ponto. Desistiu. Cadê esse ponto que não aparecia? Mais um pouquinho, pediu Altair, e Satoshi lembrou da professora de português que lhe dissera que o ponto é uma pausa para o descanso da mente, lição que esse tal Raduan Nassar não aprendera.

Seguiu lendo em silêncio até o final do primeiro capítulo:

"... mostrei-lhe a cadeira do canto, mas ele nem se mexeu e tirando o lenço do bolso ele disse 'abotoe a camisa, André'."

O capítulo inteiro, mais de duas páginas, até o primeiro ponto. Satoshi olhou para o homem e disse:

"Esse André, esse André é muito esquisito."

"O senhor acha mesmo, sr. Satoshi?"

"Quer dizer, não sei. Não entendi quase nada. Acho que esquisito é o livro."

Disse que era muito confuso, e ele gostava das coisas organizadas. No começo, por exemplo, continuou, não entendi por que o rapaz estava pelado, e por que diabos ele tinha um caule, um caule de quê?, na palma da mão. Altair começou a rir, esse caule não é exatamente um caule, eu, esse André, na verdade, estava... E, sem falar mais, fez um gesto com a mão em concha, em movimento de vaivém. Satoshi olhou para Altair, e ele compreendeu que o outro entendera o que quis dizer, mas não lhe dera crédito. Sim, prosseguiu, reduzindo, agora, o riso ao sorriso, ele estava tocando uma punheta, tocando uma bronha... Satoshi também sorriu, mas retrucou, e precisa dizer desse jeito, desse jeito que a gente não entende?

"Mas isso é literatura, sr. Satoshi, e literatura não é reportagem de jornal. Não precisa explicar direitinho tudo o que aconteceu pro leitor entender."

Satoshi compreendeu que havia escritores que escreviam assim propositadamente. Era um estilo, como daqueles pintores que faziam uns rabiscos que não significavam nada para a maioria das pessoas, mas diziam alguma coisa para outros. Altair riu, e Satoshi prosseguiu, e por que esse homem não gosta de ponto?

"Não é só ele, tem outros escritores que também não usam ponto. E tem escritor que coloca muito ponto, até atrapalha. É só um jeito de escrever. O senhor logo se acostuma."

Mas quase morri sufocado, disse Satoshi. Altair bateu palmas, riu novamente, o senhor é muito engraçado, sr. Satoshi.

"Sem o ponto eu comecei a correr, eu tropecei nas palavras, eu caí."

Altair riu mais. Depois alertou que o leitor de Raduan Nassar não pode ter pressa e também não pode ter preguiça. E explicou que a pontuação é uma convenção, e o escritor não é obrigado a segui-la. Tem escritor que não usa nem ponto nem vírgula, destacou.

"Mas tem que botar ordem no texto, tem que ter ponto, a gente tem que respirar. Inventaram o ponto e a vírgula pra gente usar. Não gostei, sr. Altair, me desculpe. Eu não queria dizer para o senhor, mas esse não é o tipo de livro que eu gosto de ler."

"Talvez o senhor tenha razão, talvez o senhor não esteja preparado para o Raduan."

Satoshi fechou o *Lavoura arcaica* e o apoiou sobre a mesa, ao lado da caixa de xadrez. Altair ficou meio minuto em silêncio. Depois pegou o livro, abriu numa página qualquer, passou a mão lentamente sobre a história e leu em voz alta:

"O amor que aprendemos aqui, pai, só muito tarde fui descobrir que ele não sabe o que quer; essa indecisão fez dele um valor ambíguo, não passando hoje de uma pedra de tropeço; ao contrário do que se supõe, o amor nem sempre aproxima, o amor também desune; e não seria nenhum disparate eu concluir que o amor na família pode não ter a grandeza que se imagina." Essa parte o senhor entende?, perguntou para Satoshi, que respondeu, essa parte está um pouco melhor.

"Mas o livro fala sobre o quê?"

"Sobre o quê?"

Altair demorou um pouco para responder. Depois disse, devagar, pesando cada palavra, que o romance tratava de convenções e de liberdade, de amor e de fúria, de natureza e de cultura, de Deus e de corpo. Satoshi esperava algo mais concreto, mas não quis insistir. Ainda assim, levaria o livro para ler em consideração ao amigo.

## Parecia que estava descendo uma ladeira, e não havia meios de subir... e nem mesmo de parar de descer

As conversas no banco sob a sibipiruna selaram a amizade entre Satoshi e Estela. Ele contou sobre as grandes mudanças em sua vida após a aposentadoria — a morte da filha e a mudança para o apartamento —, e ela disse que há muito tempo não lhe acontecia nada de novo. E eu gostaria de não ter passado por essas mudanças, respondeu Satoshi. Mas que Estela não pensasse que ele se tornara um velho infeliz e ranzinza, daqueles que ficam pedindo para Deus levá-los. Era um homem que chorava e enxugava as lágrimas, alguém que se adaptava às situações novas.

A amizade consolidada encorajou Estela a fazer um pedido inusitado a Satoshi. Disse que era uma mulher solitária, embora tivesse uma filha e um neto carinhosos. Eles tinham lá as suas vidas, os seus interesses e não lhes sobrava muito tempo para fazer companhia a uma velha esquisita, que, muitas vezes, não tinha mais assunto para conversar com os mais jovens. O passado parecia não interessar a eles, principalmente ao neto, envolvido com as novas tecnologias e o que elas lhe proporcionavam. Não, não estava reclamando. Se eles não tinham muita paciência para ouvir as suas histórias pretéritas, ela não tinha mais disposição para aprender algo que a preparasse para os desafios do presente ou do futuro.

Sejamos realistas, disse, que futuro, sr. Satoshi? O que fazia era se adaptar às condições impostas pela velhice. Gostava de morar sozinha, pois ninguém a perturbava, dizia o que deveria fazer, como deveria se comportar. Só não tinha uma autonomia maior porque a saúde não era a mesma de quando era jovem. Preocupava-se com quedas. No ano anterior, tropeçou no tapete da entrada da cozinha, foi ao hospital, e os exames indicaram que ela estava começando a desenvolver osteoporose. Agora não havia mais tapetes em seu apartamento. E gostava tanto deles! Deixava a luz do corredor acesa a noite inteira. Tinha medo de cair durante o banho, pois ouvira muitas histórias de pessoas idosas com quem isso acontecera. Mandou instalar barras de apoio no box. Sorriu, quando eu ficar mais velhinha, sr. Satoshi, eu compro uma daquelas cadeiras e vou tomar banho sentada. Depois desfez o sorriso e disse que era uma porcaria ficar velha. Parecia que estava descendo uma ladeira, e não havia mais meios de subir... e nem mesmo de parar de descer. Seu coração também não estava lá aquelas coisas. Por isso tinha um pedido a fazer. Receava morrer sozinha e ficar dias sem que ninguém soubesse de sua morte, exalando mau cheiro. Justamente ela, que gostava de estar sempre cheirosa. A sua ideia era pendurar, toda manhã, um lencinho verde na maçaneta da janela da sala e retirá-lo antes do anoitecer. Satoshi seria o fiscal da janela. Se durante a noite ele ainda visse o lencinho ou percebesse a sua ausência durante o dia, deveria ir ao seu apartamento para ver o que havia acontecido. Para isso, ela deixaria com ele uma cópia da chave da porta de entrada da torre Flamboyant e outra do apartamento. Satoshi não respondeu imediatamente. Por que ela não pedia para a filha ou o neto lhe telefonar todos os dias e confirmar se ela estava viva? Seu pedido era bizarro. Lenços pendurados como código o lembravam antigas histórias românticas, mas como um sinal para indicar que alguém estava vivo era algo bastante singular. Eu vou morrer antes da senhora, brincou, mas ela já lhe estendia um molho com as duas chaves.

"Sr. Satoshi, eu sinto muito por fazer um pedido tão estranho, passar para o senhor uma responsabilidade tão grande."

Confessou que se aproximara dele já com a intenção de lhe fazer esse pedido. Havia observado que Satoshi estava sempre à janela, bem em frente ao seu apartamento, então teve a ideia. No dia em que se conheceram, ela já descera desejosa de conversar com ele, fazer o pedido, mas durante a conversa entendeu que seria um descabimento pedir algo tão pessoal no primeiro encontro. Conversaram outras vezes, estabeleceram um laço de amizade e confiança. Então ela se encorajou.

Satoshi pegou as duas chaves da mão de Estela. Se isso deixa a senhora mais tranquila..., disse, ainda sem a certeza de que fazia algo razoável.

Satoshi seguiu observando os vizinhos, mas ir à janela não era mais somente um modo de se conectar com o mundo. O ato se tornou uma tarefa diária após o compromisso firmado com Estela. O casal de rapazes seguia ausente durante o dia, mas saía pouco à noite e nos fins de semana. A outra família havia se mudado, e agora morava do lado esquerdo do apartamento de Estela um casal novo com uma criança ainda de colo. Quando Satoshi ia à janela, o homem já saíra. Ele via a mulher com o bebê, que ocupava a atenção da mãe durante considerável parte do dia.

A possibilidade de não ver o lencinho pendurado na maçaneta de manhã, ou vê-lo à noite, deixava Satoshi ansioso. Ficava feliz cada vez que via o cumprimento do código. Aproximadamente às oito horas, ele ia à janela. Se o lencinho ainda não estivesse lá, ficava observando o pátio e os outros apartamentos da torre Flamboyant. Ao perceber a presença de Estela, suspirava aliviado. Ela lhe acenava, sorrindo, e pendurava o lencinho. E ele se recolhia para indicar que não ficava ali o dia inteiro observando a vida alheia.

Um dia, Estela interfonou e subiu até o apartamento de Satoshi. Precisava lhe avisar que viajaria na próxima quinta-feira e retornaria na semana seguinte, por isso ele não precisaria se preocupar em verificar o lencinho nesse período. Era o horário do café da tarde, e Akemi preparou a mesa com pães, margarina, leite, café e um bolo de cenoura que ela mesma havia assado depois do almoço. Ainda de pé, Kimiko pegou uma casquinha do pão francês, levou-a à boca e disse em japonês que estava gostosa. Akemi traduziu a palavra para Estela. Depois os quatro sentaram ao redor da mesa. Enquanto as duas mulheres conversavam animadamente, Satoshi observava a cena doméstica e se sentia feliz.

Estela contou que seu irmão planejara uma viagem ao balneário de Caiobá, no litoral do Paraná. Ele iria com a esposa, a filha e a neta, que estava de férias da faculdade. Sobraria um lugar no carro, e então o irmão a convidou para ir junto. Estela estava entusiasmada, mas um pouco apreensiva, pois fazia muitos anos que não ia à praia. A senhora acha que eu devo usar maiô?, perguntou para Akemi, que a incentivou, é claro que sim! Depois Estela falou do irmão, que morava em Dourados, no Mato Grosso do Sul. Na viagem à praia, precisaria fazer um desvio para passar em Maringá. Mas tudo bem, ele disse ao telefone, todos nós queremos que você vá junto. Chamava-se Antônio, era o caçula. Quando ainda era bastante jovem, passou num concurso público no Tribunal Regional Eleitoral em Dourados, e lá casou, teve filhos e netos.

Éramos quatro irmãos, disse Estela. Ela, uma irmã e dois irmãos. A irmã, três anos mais velha que Estela, morreu ainda adolescente atropelada por um carro quando retornava do colégio. Lembrava-se pouco dela. Sempre que pensava na irmã, esforçava-se para formar uma imagem nítida, mas não conseguia e se sentia culpada. O que lhe vinha à mente era o vestido vermelho que usava. Era sempre o mesmo vestido vermelho, sem mangas, que descia colado ao corpo até a cintura, a partir de onde se desmanchava em pregas. Às vezes, Estela pensava que a irmã nunca existira e era resultado de sua imaginação. Desde pequena gostava de fabular, e sua mãe lhe dizia para deixar a fantasia e viver a vida real. Falava pouco, não gostava de brincar com as outras garotas da rua, não convidava as colegas da escola para ir à sua casa e também não ia à casa delas. Quando a irmã morreu, Estela se negou a confrontar a realidade. Depois se encerrou no quarto num mutismo só quebrado para dizer meia dúzia de frases essenciais durante o dia. Enquanto os pais e os irmãos retomavam os afazeres ordinários e recuperavam alguns prazeres suspensos, Estela fabulava uma história em que a irmã fora viajar e ficaria durante muito tempo na casa de um tio que morava na Europa. A cama ao lado da sua, com o lençol sempre estendido, e as roupas ainda penduradas no guarda-roupa indicavam que ela voltaria. Quando quiseram tirar a cama do quarto, brigou, onde a Nana vai dormir quando voltar? Mas, um dia, abraçada à mãe, disse chorando que sabia que a irmã não retornaria.

Os pais de Estela conseguiram manter certa unidade familiar durante muitos anos. O irmão mais velho casou com uma mulher elegante, que pertencia a uma família com uma condição financeira um pouco melhor que a sua. Ele ia pelo menos uma vez por mês à casa dos pais, sempre aos domingos. Os filhos o acompanhavam, mas a esposa raramente ia junto, porque sempre tinha algum compromisso no clube ou com as amigas, com quem jogava baralho. O irmão caçula de Estela telefonava para saber da saúde dos pais e os visitava nas férias de janeiro. Após a morte do pai e, dois anos depois, da mãe, as visitas à irmã foram rareando. Há seis anos, o irmão mais velho também morreu, e Estela nunca mais viu a cunhada. Os dois sobrinhos, um deles já avô, apareciam, às vezes, e sempre lhe traziam um presente, geralmente um pacote com frutas ou bolachas compradas no supermercado. Antônio lhe telefonava ocasionalmente, contava do filho que se mudara para o Canadá e trabalhava como garçom num restaurante requintado, da filha que era enfermeira num grande hospital e que se divorciara, da neta que passara em segundo lugar no vestibular de direito na universidade federal. Não se viam há cinco anos.

Akemi comentou que a história que Estela contara era parecida com a de muitas famílias: os pais são o centro agregador e, quando falecem e as portas de sua casa se fecham, as relações familiares afrouxam. Mas a senhora tem a sua filha e o seu neto, disse ela. Estela, então, confessou que gostaria de recebê-los em seu apartamento com maior frequência, mas logo retrucou, que egoísta eu sou! Às vezes, aos domingos, ia à casa da filha para almoçar e passava lá a tarde inteira, e ela lhe preparava um bolo de milho, de que tanto gostava.

**Então viu uma pequena planta que seus olhos cansados de biólogo não conseguiram identificar no vão entre a calçada e a mureta na qual se erguia a grade do parquinho**

Na quinta-feira, Satoshi foi à janela e se surpreendeu ao ver o lencinho verde pendurado no apartamento de Estela. Ela havia dito na terça-feira que o seu irmão passaria às cinco horas da manhã, e por isso não poria o lenço até o seu retorno. O que acontecera, então? Satoshi ficou atento ao apartamento de Estela e a viu nos diversos cômodos durante o dia. Após perceber o lencinho pendurado, viu a mulher sentada na poltrona fazendo o seu bordado ordinário. Depois ela foi ao quarto e cerrou a cortina. Almoçou no mesmo horário de sempre, às onze e meia, e retornou ao quarto. À tarde, quando Satoshi desceu com Kimiko ao pátio, ela foi encontrá-los sob a sibipiruna.

Estela explicou a Satoshi, olhando o tronco retorcido do flamboyant vizinho, que não pôde ir à praia com o irmão porque a neta dele resolvera, um dia antes da viagem, levar o namorado. O seu lugar no carro foi ocupado pelo rapaz, que conseguira a antecipação de uma semana das férias na empresa em que trabalhava. Antônio telefonou para a irmã na noite anterior pedindo mil desculpas. Eles passariam no seu apartamento quando retornassem da praia, todos queriam vê-la, estavam com muitas saudades. A pequena mala com o maiô que não usava há mais de quinze anos e uma toalha nova que comprara no dia anterior ainda estava no chão da sala, perto da porta. Fiquei com preguiça de desfazer, confessou.

Satoshi não soube o que dizer. Por que a providência divina não lhe enviava um socorro? Por que alguém não o chamava para livrá-lo daquele embaraço? Se ela tivesse lhe dito que seu irmão sofrera um acidente, ou mesmo que falecera, ele saberia o que dizer. Ficou calado, remoendo uma grande raiva dessa garota que nem conhecia, uma garota mimada, que não enxergava além de seus próprios interesses. E do avô dela, esse irmão débil, que entendeu ser mais fácil deixar de atender uma grande expectativa de uma irmã idosa que dizer não para a neta.

Sr. Satoshi, disse Estela, baixinho, desvencilhando o homem do constrangimento, que dia bonito está fazendo hoje, não é? Ela ergueu os olhos para o céu com poucas nuvens brancas e prosseguiu bravamente, desejando que na praia também o sol estivesse brilhando. Não negou estar decepcionada, mas compreendia perfeitamente a situação. Antônio era maluco pela neta, não negaria um pedido dela. E o senhor sabe como são os jovens, disse para defender a garota, eu também fui jovem, eu também fui egoísta. Satoshi não sentiu sinceridade nas palavras, mas concordou, é claro, é claro, os jovens são todos iguais.

Talvez Estela nunca mais vá à praia, Satoshi pensou. E ela provavelmente contaria para ele, na semana seguinte, que o irmão não passara no seu apartamento no retorno da viagem porque um compromisso de última hora o aguardava em Dourados. Mas ela sorriu, hoje é quinta-feira, sr. Satoshi! De manhã, avisou a filha que não viajara, e então o jantar, antes cancelado, seria realizado. Assaria uma travessa de coxinhas de asa de frango com batatas, cenouras e cebola e prepararia um mousse de maracujá de que o seu neto gostava.

Satoshi ficou imensamente triste por Estela. Depois que ela subiu, ainda ficou mais um tempo com Kimiko observando uma criança brincar no parquinho acompanhada da mãe. Você ouviu?, perguntou, sem se virar para a esposa. E desandou a falar como Hiroshi falaria, misturando o português com o seu japonês cada vez mais precário, não se importando se ela entenderia algo. Chamou a sobrinha-neta de Estela de garota estúpida, depois maldisse a sua mãe, os seus avós, a família inteira. Então viu uma pequena planta que seus olhos cansados de biólogo não conseguiram identificar no vão entre a calçada e a mureta na qual se erguia a grade do parquinho. Ela tinha uns quinze centímetros, folhinhas verde-claras e uma flor rosada. Parecia frágil nessas cores desmaiadas, mas a vida insistia, mesmo oprimida pelo concreto. Seria ceifada, porém, quando o zelador percebesse a sua existência.

# Ficava horas sentada no sofá sem se dar conta do tempo, que ao seu redor seguia despretensiosamente o seu ritmo eterno

Kimikosan me falou algumas vezes de sua máquina de costura Elgin, disse Akemi para Satoshi um dia. Ele explicou que gostaria de ter trazido o aparelho quando se mudara, mas se convencera de que ele não tinha mais nenhuma utilidade e ocuparia um espaço que faria falta num apartamento tão pequeno. Poderia ficar no quarto de visitas, ela sugeriu, vai ficar um pouco apertado, mas a cama pode ficar encostada na parede. Depois pediu desculpas por sua inconveniência, não tinha nada que se meter num assunto privado como esse. Além disso, não havia mais o que fazer, pois ele lhe informou que a máquina fora vendida para uma loja de antiguidades decorativas. Mas prosseguiu, dizendo, de forma genérica, o quanto fazem falta para os doentes de Alzheimer os objetos que trazem recordações do passado distante. Enquanto Akemi falava, Satoshi sentia o peso da mudança da casa para o apartamento. E se convenceu de que a inutilidade que mencionara era um grande equívoco.

No dia seguinte, Satoshi foi à loja de antiguidades decorativas onde vendera a máquina de costura. O proprietário do estabelecimento lhe disse que ela fora revendida há poucos dias. Ele lhe passou o contato da mulher que a comprara para decorar uma casa recém-adquirida. Ao telefonar para ela, falou com uma pessoa desconfiada, que reclamou do proprietário da loja, dizendo que ele não deveria ter informado o seu número de telefone, e desligou sem terminar de ouvir o que Satoshi tinha para lhe falar. No dia seguinte, ele telefonou novamente, e dessa vez a mulher, embora ainda com desconfiança, ouviu até o fim os argumentos e se mostrou sensibilizada. Ela concluiu dizendo que a máquina era apenas mais um objeto de decoração e prometeu devolvê-la, cobrando o mesmo preço que havia pagado pela peça.

Quando a Elgin foi entregue no apartamento por dois homens, Kimiko perguntou o que tinha acontecido, e Satoshi disse que haviam levado a máquina para o conserto e a estavam devolvendo. Ela acompanhou com Satoshi os dois rapazes até o quarto de visitas e lhes disse que trouxera o aparelho da casa de seus pais ao casar.

A velha máquina de costura Elgin, com seu corpo negro torneado, empurrou a cama para a parede, como sugerira Akemi, e se acomodou do outro lado, beneficiando-se da luminosidade que vinha da janela. Ganhou, também, uma cadeira confortável, que Satoshi comprou logo depois de readquirir o aparelho. Em suas andanças pelo apartamento, Kimiko sentava, às vezes, diante da Elgin, o que levou Akemi a sugerir que ela costurasse alguma peça. Sem compreender o deslumbramento do esposo e da cuidadora, Kimiko posicionou um tecido sob o calcador e movimentou o pé sobre o pedal, costurando a peça. A senhora costura alguns guardanapos pra mim, d. Kimiko?, perguntou Akemi, sorrindo.

Kimiko estava mais acostumada com o apartamento. Sua inquietação diminuíra. Não olhava mais ao redor com espanto, embora ainda pedisse para voltar para casa. Ficava horas sentada no sofá sem se dar conta do tempo, que ao seu redor seguia despretensiosamente o seu ritmo eterno. A cada minuto o seu tempo recomeçava, e o minuto anterior desaparecia num buraco negro, de onde não seria resgatado. Muitos personagens que habitavam a sua memória já estavam mortos, mas ela os restituía à vida e os situava na escola rural que frequentava quando era criança; no *kaikan* da cidade de Bastos, onde passava os festejos de fim de ano; nos cômodos da antiga casa avarandada do sítio, onde seus pais tinham uma pequena plantação de café e uma granja de ovos; ou na primeira casa de madeira pintada de um cinza azulado onde residiu depois do casamento. Satoshi aprendeu com Akemi a perguntar à esposa o que fazia ela sorrir e compreendeu que a sua felicidade estava sempre em algum lugar do passado distante, presentificado por sua mente confusa. Muitas vezes ele tinha no presente a Kimiko de um passado do qual não fazia parte. Precisava conhecê-la. Por isso, dizia, amanhã vamos com os primos na cachoeira. E o rosto da esposa se iluminava. Ele prosseguia a conversa para ter respostas, para saber os nomes dos primos, para saber o horário da cata dos ovos na granja, para saber o que a sua sogra preparava no almoço para o marido e os filhos. Aspectos da infância e da adolescência da esposa, que ele não conhecera através de conversas durante décadas de convivência, agora se revelavam.

Ao entardecer, Kimiko ficava agitada, procurando pelo apartamento algo que não sabia explicar o que era. Também era nesse horário que ela geralmente pedia para ir embora. Quero ir pra casa, dizia em japonês, e Satoshi a acalmava, prometendo-lhe reiteradamente que logo iriam. Às vezes, ela chorava. Ele sentava ao lado da esposa e tentava acalmá-la, perguntava-lhe por que estava chorando e não tinha resposta. Kimiko não sabia que a vida lhe sequestrara o tempo e o espaço, as duas dimensões em que o ser humano vive, e os devolvia fracionados. Talvez chorasse esse infortúnio sem sabê-lo.

Satoshi pediu a Akemi que fosse mais um dia da semana ao apartamento. Além das terças e das sextas-feiras, que também trabalhasse às segundas. Ele lhe pagaria um salário mensal fixo e a registraria em carteira de trabalho, o que lhe garantiria férias remuneradas, décimo terceiro salário e os depósitos mensais da previdência social. Ela concordou, ficou contente. Estava mesmo precisando ganhar mais. O senhor sabe que sou uma mulher sozinha, disse olhando para Satoshi, e ele entendeu, por um momento, que ela dizia além das palavras efetivamente pronunciadas. Ficou encabulado. Então estamos combinados, apressou-se em concluir a conversa, e Akemi retornou sua atenção para a esposa de Satoshi.

Akemi e Kimiko sentavam no sofá e conversavam com desenvoltura. Satoshi sabia que a cada minuto um novo diálogo se iniciava para a esposa, mas ela não percebia esse infindável recomeço. Quem as escutava, notava que havia alguma forma de coesão, que disfarçava os lapsos na continuidade da conversa. Foi com o pai que Akemi aprendeu a conversar considerando as dificuldades de comunicação de um doente do mal de Alzheimer. Quando começou a cuidar dele, Akemi lhe perguntava que dia da semana era, e seu pai demorava para responder e respondia sem convicção. Se errava, ela retrucava, não, *tōchan*, hoje é sábado. Quando alguém o visitava, um parente ou um amigo, queria saber se o pai reconhecia a pessoa, e ele ficava confuso. É Fujitasan, dizia, *otōchan* não lembra? Ele não lembrava. Com o tempo, Akemi aprendeu que havia perguntas inúteis, que só provocavam ansiedade. Passou a orientar as visitas para que não perguntassem ao pai se os reconhecia. Às vezes, ele se lembrava de alguém, e então era uma festa.

"Sim, *tōchan*, sua irmã veio te visitar!"

Akemi incentivava Kimiko a cantar. Um dia, Satoshi as surpreendeu cantando "Sakura". Ambas eram desafinadas, mas se divertiam com a canção. Depois emendaram mais duas ou três músicas antigas, uma delas brasileira, "Diana", versão de uma canção de Paul Anka cantada por Carlos Gonzaga que fez sucesso quando Kimiko tinha vinte e poucos anos. Satoshi observava as mulheres, e a interação das duas lhe provocava uma estranha sensação de alheamento. Alguém que chegara há alguns meses à sua casa interagia com sua esposa e preenchia os silêncios do apartamento emudecido pela demência e pela sua incapacidade de lidar com a doença. Quando eram pai, mãe e filha, ele havia transferido para Cecília a maior parte das responsabilidades referentes aos cuidados com Kimiko. A morte da filha lhe devolvera a esposa, embora muitas vezes ela não soubesse que ele era o esposo.

Satoshi contou a Akemi sobre a primeira vez em que Kimiko não o reconheceu. Quem é você?, perguntou-lhe em japonês subitamente durante um jantar. Ele sorriu, sem saber o que dizer. Cecília riu, explicou à mãe, *kāchan*, é seu marido, é meu pai. Satoshi fugiu para o quintal. Buscou abrigo sob a jabuticabeira. Segurou com força o tronco da árvore, esmagando duas ou três frutas que ainda estavam verdes. Manteve a mão lá, melecada com a polpa ainda pouco endurecida, ainda sem o doce da jabuticaba madura. Então essa era a dor para a qual o médico alertara. Ele disse que um dia Kimiko não o reconheceria, mas as suas palavras não foram suficientes para prepará-lo para o momento. Ficou cerca de dez minutos sob a árvore, sem conseguir chorar. Depois foi ao tanque de lavar roupas, enxaguou a mão e retornou à sala de jantar.

Um casal de amigos de longa data não tolerou a doença de Kimiko e se afastou. Após meses sem contato, o esposo telefonou se desculpando e confessou que ela se tornara um espelho em que ele não suportava se ver. Quando desligou o telefone, Satoshi, que se indignara ao ouvir a explicação do amigo, embora não tivesse externado a sua indignação, disse baixinho, covarde! Mas ele, enquanto Kimiko recomeçava a vida a cada minuto sob os cuidados de Cecília, ia ao colégio, ia passear com Peri, ia ao apartamento de Suzana.

## Talvez tenha passado o resto da vida só enxergando as coisas, sem vê-las, sussurrou Altair

Satoshi demorou pouco mais de uma semana para terminar a leitura de *Lavoura arcaica*. Irritava-se com o ritmo da narrativa, que carecia de fluidez, e então esbravejava intimamente contra Altair por tê-lo induzido a ler o livro. Lia uma, duas páginas e se dava conta de que não entendera, e então retornava a um ponto qualquer, porque o parágrafo só terminava quando findava o capítulo, e relia.

Durante a leitura do livro, Satoshi reconheceu na história do protagonista a biografia de Altair: o sítio onde crescera, o pai severo, a mãe, os irmãos. Talvez seu amigo estivesse misturando a ficção com a realidade, como Anelise o advertira. Ou, quem sabe, Raduan Nassar tivesse escrito sobre a vida de Altair. Ele teria vivido uma história tão trágica? Mas que história? Não compreendera muitas passagens. Quando terminou de ler o livro, Satoshi teve a sensação de que não cumprira bem uma tarefa a que tinha se proposto, como se tivesse chegado ao fim de um dia insatisfeito com o que fizera. Pensou em reler o romance, mas logo desistiu, pois lhe veio à mente um sopro de alento: a ideia de que a culpa poderia ser do romance, não dele. Um livro mal escrito, ora essa! Tanta enrolação para escrever uma história que poderia ser contada em uma dúzia de páginas! Uma bizarrice. Esse Raduan Nassar deve ser um desses escritores arrogantes que gostam de fazer o leitor se sentir um estúpido.

Satoshi interfonou para Altair e subiu ao seu apartamento, sabendo de antemão que na conversa com o amigo não poderia traduzir em palavras a causticidade de suas conclusões sobre a leitura. Acomodou-se no sofá e disse que não entendera algumas partes do romance. Ainda bem, Altair respondeu, não é nada bom quando alguém lê um romance e entende tudo.

"Na verdade, não foram algumas coisas, foram muitas coisas."

Dessa vez, foi Anelise quem fez o café. Satoshi preferiria conversar a sós com o amigo, mas não poderia pedir à mulher para sair de sua própria sala. Espero que goste, disse estendendo uma xícara, estou há anos tentando fazer um café igual ao do Altair, mas parece que é impossível. Depois sorriu discretamente para o marido.

Satoshi sorveu a bebida e sentiu o mesmo gosto suave do café que tomara na semana anterior. O do seu marido não é melhor que o da senhora, elogiou, muito pelo contrário.

"O senhor é um cavalheiro, sr. Satoshi."

Depois explicou que ela e o esposo não tinham muitos amigos. No condomínio, não conheciam praticamente ninguém, e Satoshi era a primeira amizade que Altair fizera. Reconheceu que ele não tinha características de uma pessoa sociável. Não tolerava alguns comportamentos. Abominava, por exemplo, pessoas que falavam alto e davam gargalhadas em público. Quando saíam para jantar em algum restaurante, o que também não ocorria com muita frequência, chateava-se com as pessoas das mesas ao redor. É o que chamam de velho chato, arriscou-se Satoshi na brincadeira, e Anelise deu uma gostosa risada. Ela contou que um dia estavam num shopping e resolveram jantar por lá mesmo. Foram à praça de alimentação e entraram numa fila daqueles balcões em que a pessoa se serve e paga por quilo. Depois, os dois, com os pratos nas mãos, ficaram andando pelos vãos das mesas, procurando um lugar para sentar. Altair se sentiu um imbecil. Uma barata tonta, disse para Satoshi. Quando conseguiram avistar uma mesa vazia e se encaminhavam para ela, viram três rapazes, todos de boné e bermuda, adiantarem-se e ocuparem o lugar. Cinco minutos depois, quando finalmente conseguiram sentar, comeram ouvindo uma confusão de vozes e tinir de talheres e pratos. Nunca mais ele voltaria a comer numa praça de alimentação de shopping. Gostava de jantar em restaurantes tranquilos, onde servissem um bom prato de bacalhau ou um bife à parmegiana e um bom vinho. Pelo jeito que a Anelise fala, reclamou Altair, parece que sou um burguês metido à besta. Nem tinha dinheiro para ser considerado um burguês. Ela sorriu e se dirigiu ao convidado.

"O senhor gostou do romance, sr. Satoshi?"

Ele chegara ao apartamento disposto a confirmar se André tivera relações sexuais com a irmã, mas a presença de Anelise e sua pergunta o desarmaram. Não poderia dizer que não gostara do romance, mas também não queria falar que gostara. Tem umas coisas que não entendi, respondeu, repetindo o que dissera ao chegar ao apartamento. Depois, um tanto titubeante, dirigindo-se ao amigo, perguntou, a moça, ela morre no final?

"Sim, meu pai a matou."

Satoshi se surpreendeu com a resposta e franziu mais a testa já enrugada, depois olhou para Anelise, que sorria. Era um sorriso cúmplice. Isso já faz tanto tempo, Altair disse, mas até hoje não sei se consegui superar a tragédia.

"Anelise, por que você não pega aquele queijo que comprei semana passada no armazém do Diego?"

Ela levantou e se dirigiu à cozinha.

Depois de tudo o que aconteceu, Altair retomou a história, André foi expulso da fazenda pelo irmão mais velho. Durante alguns anos, hospedando-se em pensões baratas e vivendo de biscates, sentia-se culpado e chorava, mesmo com a convicção de que o único culpado pela tragédia ocorrida era seu pai. Que culpa tinha de sua irmã Ana ser a sua fome, o seu ar, o seu arrepio, a sua doença? Quando deixou a fazenda, carregando suas poucas roupas numa sacola velha de pano, a mãe não tentou impedi-lo. Desde a morte do esposo e da filha, ela emudecera.

"Então ele também morreu?"

Parece que o senhor não entendeu o que ocorre no final do livro, disse Altair. Eu compreendo, prosseguiu, o Raduan abusou mesmo de seu direito de fazer uma literatura pessoal. Explicou que o seu irmão contara ao pai que ele e a irmã haviam consumado a paixão. Então o pai ficou furioso, correu até o pátio aberto, onde todos estavam reunidos, a família e os amigos, e atingiu a filha com um golpe fatal de alfange. Depois seu coração não suportou, caiu morto também.

André se lembrava da mãe. Ela gritava o nome do marido, o nome da filha morta, e os seus gritos se misturavam aos gritos das filhas e do filho, que também gritavam pelo pai e pela irmã num desespero coletivo. Depois ela começou um longo lamento na língua de seus ancestrais. Em meia hora, silenciou. Durante o enterro, enquanto o irmão mais velho chamava André de assassino, ficou alheia ao que acontecia. A filha mais velha a conduzia pelo braço, e as duas caminhavam como se carregassem bolas de ferro presas aos tornozelos.

Ao ir embora, André abraçou cada um dos irmãos, exceto o primogênito, que se afastou quando esticou os braços. Por último, abraçou a mãe, sabendo que não a veria mais. Enquanto caminhava em direção à estrada, virou-se algumas vezes e a viu debruçada na janela. Ela também o enxergava, ele, com a sacola de pano a tiracolo, distanciando-se da casa, mas não conseguia vê-lo. Talvez tenha passado o resto da vida só enxergando as coisas, sem vê-las, sussurrou Altair. E talvez a morte da filha e do marido a tenham emudecido para sempre.

"E o André nunca mais viu a mãe?"

Nunca mais, Altair confirmou. Nunca quis retornar, nunca buscou notícias da mãe, dos irmãos. Empenhou-se em estudar. É claro que pensava na família, cuja desgraça nem tinha nome. Mas se consolava acreditando que os filhos a cercavam de carinho. E pensava nos irmãos, imaginando o caminho que cada um traçara para a sua vida. Então eu surgi na sua vida, disse Anelise, retornando da cozinha com uma petisqueira de bambu, onde havia pequenos cubos de queijo. Altair, que parecia ter se esquecido da esposa, olhou para ela e suspirou, sim, meu amor.

Satoshi não demorou para se despedir. Queria conversar sobre outras questões do livro, tantas dúvidas que ficaram, mas tudo o que escutara o deixou cansado. Era uma fadiga da alma. Anelise disse para ele levar a esposa na próxima visita, poderia preparar um jantar, e Satoshi respondeu, é claro, muito obrigado. E saiu.

O jantar aconteceu uma semana depois, quando Satoshi já se recuperara da avalanche de sensações. Anelise caprichou num bacalhau preparado com bastante azeite e azeitonas pretas. Ela tratou Kimiko com extrema delicadeza, elogiando seu vestido e se esforçando para que não ficasse totalmente alheia à conversa. Satoshi temia que a esposa fizesse alguma pergunta ou algum comentário que constrangesse os anfitriões. Quando sentaram à mesa e ela perguntou se não havia feijão, ao observar as travessas com o arroz, o bacalhau e a salada, não soube o que dizer. Altair riu, mas Anelise se apressou em se desculpar e dizer que o feijão queimara na panela.

Eu sou uma cozinheira desastrada, concluiu.

Não conversaram sobre *Lavoura arcaica*. Satoshi sabia que um dia voltariam ao livro, mas gostaria de relê-lo antes. Durante a semana, simplesmente descansara. E naquele jantar gostaria de conversar de alguns assuntos amenos com os anfitriões. Satoshi contou algumas experiências como professor, Anelise lembrou episódios do colégio onde estudara, Altair disse algumas anedotas. Ao se despedirem, os dois homens combinaram outra partida de xadrez.

## Tantos anos no Japão, e seguir para aquele país, após dois meses na casa do pai, significava ir, e não retornar, pois o Brasil ainda era a sua casa

Hiroshi decidiu parar de jogar *gateball*. No último treino, antes de contar a Satoshi sua decisão, manteve-se alegre como sempre, rindo muito e distribuindo insultos que ninguém levava a sério, pois todos sabiam que era o seu modo de demonstrar amizade. Insultava somente aqueles de quem gostava, que eram a maioria, restando aos outros apenas a civilidade. Era o caso de Kikuo. Ele não se aproximou mais de Satoshi e Hiroshi desde o dia em que pedira ao esposo da prima para dizer ao amigo que ele atrapalhava os treinos. Seu afastamento foi determinado pela resposta assertiva que recebeu, o que deixava Satoshi aliviado, pois o dispensava de ser rude com o parente. É claro que Kikuo não cumpriu o que dissera sobre visitar Kimiko, o que também desonerava o primo de um incômodo. Ele cumprimentava Satoshi de longe e se juntava aos outros jogadores, elogiando-os gratuitamente.

Hideyuki, tão afável quanto Hiroshi, porém mais acanhado, ouvia o amigo chamando-o de velho e chifrudo com a expressão sempre séria, mas depois se divertia, e os dois riam juntos. Às vezes, sua esposa se juntava a eles e os três conversavam animadamente. No último treino, aproveitando um momento em que Hiroshi estava em uma partida, Hideyuki sentou ao lado de Satoshi no banco de madeira e confessou sua preocupação com o amigo.

Miyamurasan não fala nada, disse, mas é claro que está percebendo que não consegue mais jogar como antes. Satoshi concordou. Também já havia percebido o constrangimento causado por suas tacadas grosseiras, e alguns jogadores, principalmente Kikuo, não disfarçavam mais a irritação. Na semana anterior, depois de Hiroshi fracassar numa tentativa de fazer sua bola vermelha atravessar um arco que estava muito próximo, Kikuo soltou uma gargalhada, que explodiu no campo. Então se fez um silêncio embaraçoso, e Hiroshi, que antes dizia frases jocosas em situações parecidas, desculpou-se com os companheiros e pediu para ser substituído.

Quando Satoshi parou o seu Escort prata em frente à casa de Hiroshi, o amigo lhe disse olhando para a frente que ele não precisaria buscá-lo na próxima semana, pois não participaria mais dos treinos de *gateball*. É por causa do idiota do Kikuo?, Satoshi perguntou de supetão, é um coitado, ninguém suporta aquele meu primo. Hiroshi concordou, sim, Kikuo é um idiota.

"E então? Todos lá da turma adoram você!"

Hiroshi ficou quieto. Satoshi também se calou, ainda mantendo as mãos no volante do carro, compreendendo que o amigo não queria estender aquele assunto. Ambos olhavam dois meninos, que deveriam ter pouco mais de dez anos, conversando, sentados num degrau de acesso ao portão de uma casa.

"Eu contei que Sayuri chega daqui a duas semanas, não é?"

Sim, ele havia contado. Estava muito empolgado com a chegada da filha, que estava há quase três décadas no Japão. Há quatro ou cinco anos, ela viera ao Brasil passar as férias, e Satoshi foi a um almoço na casa de Hiroshi para revê-la. Ainda não tinha cinquenta anos, mas estava envelhecida, os cabelos embranquecidos em uns dois centímetros da raiz. Nunca foi vaidosa. Yamamotosan!, disse em voz alta, aproximando-se para cumprimentar Satoshi, sorridente como o pai. Na ocasião, usava uma calça de moletom e uma camiseta folgada. Era um pouco desengonçada ao caminhar, também como Hiroshi. Ela sentou ao lado de Satoshi, perguntou de Kimiko, de Cecília, e ele explicou que a esposa e a filha não puderam ir porque recebiam uma visita na casa. Sayuri disse que morava em Toyohashi, cidade muito próxima a Hamamatsu, onde Roberto residia. Eles se conheceram no Brasil quando eram bastante jovens, encontravam-se em festas de garagem, mas não eram exatamente amigos. Vá passear na casa dele, sugeriu Satoshi, a Rosângela é muito boazinha. Ela agradeceu, mas explicou que no Japão era muito raro as pessoas irem às casas de amigos e parentes. Quando queriam se ver, combinavam um encontro num café, numa lanchonete, num restaurante. Vocês estão no Japão, Satoshi retrucou, mas são brasileiros, e os brasileiros vão na casa um do outro. Mas brasileiros vivem em apartamentos deste tamanho, ela justificou, aproximando as palmas das mãos.

Sayuri contou sobre a sua vida no Japão usando muitas palavras japonesas que acrescentara ao vocabulário naquele país. O período que passava no Brasil não eram propriamente férias, pois tivera que pedir demissão para poder viajar. Como já estava na fábrica há mais de vinte anos, tinha direito a vinte dias de descanso remunerado, mas desejava ficar mais tempo no Brasil, pelo menos dois meses. Ao retornar ao Japão, procuraria outro emprego. Antes da viagem, trabalhava em uma empresa que fabricava peças para a Mitsubishi, mas também já trabalhara na montagem de marmitas para operários e numa indústria de materiais elétricos. Ia para o serviço de bicicleta, porém ultimamente pensava em comprar um automóvel. O problema da bicicleta era o retorno, porque depois de dez a doze horas de trabalho estava tão cansada que a distância de três quilômetros que separava a fábrica do seu apartamento parecia duplicar.

Yamamotosan, disse, depois de ficar doze horas em pé, a gente só quer chegar em casa, tomar um banho e deitar. Explicou que carros usados eram muito mais baratos que no Brasil, por isso era um bem acessível aos operários. O problema era comprovar para a prefeitura que tinha um lugar para deixar o carro estacionado, pois ele não podia ficar na rua. Morava sozinha num *apāto* de aproximadamente dezessete metros quadrados, suficientes para um banheiro com ofurô, uma cozinha e uma sala, que também era o seu quarto. Satoshi sugeriu que ela morasse em um apartamento maior com alguma amiga para não se sentir sozinha. Ela explicou que morava naquele *apāto* há muito tempo e adquirira móveis adequados para a área diminuta, e tinha a sensação de estar num espaço maior.

Yamamotosan, disse, empolgada, o meu *apāto* é confortável e muito bonito! Comprara alguns quadros baratos e outros objetos de decoração para deixar o apartamento com cara de casa. Ela pegou o telefone celular para mostrar algumas fotografias de seu lar, que parecia realmente muito maior que um lugar de dezessete metros quadrados. Depois disse que não conseguiria mais morar com outra pessoa.

Nem que fosse um marido, riu, Deus me livre! E bateu na mesa três vezes com a mão semifechada. Tentou dividir o apartamento duas vezes, mas não deu certo. A primeira amiga não gostava de seguir regras, não cumpria as tarefas domésticas que haviam definido num esquema de rodízio quando decidiram morar juntas. Numa noite de domingo, depois de retornar de um passeio, encontrou a cozinha tão suja que não pôde preparar as marmitas da semana. Perdeu a paciência, e as duas discutiram. A segunda era muito gentil e, ao contrário da primeira, tinha mania de limpeza e organização, por isso o apartamento estava sempre impecável. Nos fins de semana, enquanto Sayuri se encarregava da comida, a amiga empunhava uma espécie de rodinho com um pano de chão para limpar o apartamento, e as duas se entendiam perfeitamente. Mas ela a roubou. Trezentos mil ienes guardados numa caixa de lenços desapareceram, e Sayuri não teve dúvidas de que a amiga se apropriara deles. Não teve coragem para confrontá-la, mas se separaram. Decidiu que não dividiria apartamento com mais ninguém. Sayuri disse a Satoshi que não se importava em morar sozinha, mesmo passando no apartamento a maior parte do tempo em que não estava trabalhando. Fizera um acordo com a solidão, que lhe prometeu não incomodá-la se ela, em troca, mantivesse a mente ocupada com ideias produtivas. Quando a ansiedade batia à porta, meditava. Punha no celular uma música medieval, ou alguma gravação com sons de chuva, deitava na cama de costas com a luz apagada e inspirava o ar profundamente para oxigenar o cérebro. Distraía-se com a internet. Tinha duas amigas muito próximas, e todos os sábados jantavam na casa de uma, revezando-se. Aos domingos, às vezes, iam a restaurantes baratos ou faziam piquenique com outros amigos sob uma ponte ou na beira de um rio. Ocasionalmente, à noite, iam a uma casa de *karaoke*, onde se divertiam cantando músicas japonesas.

Dois ou três anos após o jantar na casa de Hiroshi, ele disse a Satoshi numa bravata teatral que jamais deixaria os treinos de *gateball*.

"Talvez um mês antes de morrer, e se Sayuri tiver voltado."

Explicou que se pudesse saber quando morreria, gostaria de dedicar o último mês de sua vida exclusivamente à família, mas sobretudo a Sayuri, pois a vida o privara da convivência com a filha por longos anos. Da última vez que partiu para o Japão, ela lhe disse no aeroporto, em japonês, que estava indo, mas logo retornaria, e ele lembrou de sua infância, quando a ideia de retornar se relacionava obrigatoriamente ao lar. Tantos anos no Japão, e seguir para aquele país, após dois meses na casa do pai, significava ir, e não retornar, pois o Brasil ainda era a sua casa.

Hiroshi disse a Satoshi que Sayuri estava retornando definitivamente ao Brasil. Ela pretendia usar o dinheiro que ganhara para abrir um pequeno negócio, provavelmente uma loja de produtos japoneses. A popularidade dos *konbinis* lhe despertara a ideia de abrir um estabelecimento comercial que tivesse as mesmas características, excetuando a abertura durante vinte e quatro horas do dia. Não viria despreparada. A internet e as conversas com os irmãos a punham a par da situação econômica do Brasil e das perspectivas de empreendimentos como a loja que pretendia abrir. Haruki era um homem cauteloso e sempre protegera a irmã, mesmo à distância. Ele não deixaria que ela embarcasse em uma aventura comercial. O outro irmão era corretor de imóveis e a ajudaria a encontrar um bom ponto para a loja.

"E eu vou grudar na minha filha."

Sayuri tinha vindo ao Brasil somente três vezes em mais de vinte anos. Hiroshi disse que desejava recuperar o tempo em que viveram separados. Ainda tinha saúde suficiente para ajudar a filha a montar a loja, depois a auxiliaria em qualquer função. Poderia se encarregar do caixa, pois sempre fora bom em cálculos e também aprendera a fazer registros contábeis.

Hiroshi também tinha a intenção de frequentar o grupo de *karaoke* que se reunia todas as quartas-feiras no salão do templo budista a duas quadras de sua casa. Estão sempre me chamando, falou. Comentou que lá as pessoas podiam cantar bem ou mal, no fim todos eram aplaudidos. A maioria dos participantes eram mulheres, mas não via problemas. Já estava ensaiando sozinho. A nora o ajudava a encontrar as músicas mais adequadas para sua voz. No início, teimou em cantar Murata Hideo, seu cantor preferido, mas Akiko o convenceu a migrar para canções de outros cantores. E ela também fez sua inscrição numa academia de pilates, atividade indicada pelo ortopedista há bastante tempo. Ele relutava em seguir a indicação do médico, e mais uma vez foi sua nora quem o persuadiu. Iriam ambos duas vezes por semana. Haruki riu, perguntou se o pai compraria uma daquelas malhas apertadinhas e disse que ele não se adaptaria aos exercícios. E riu novamente, *tōchan*, vai pra academia, lá tem mulher bonita, no pilates só vai mulher velha.

"A Sayuri vai chegar, e vai ter o *karaoke*, o pilates, por isso não vou ter mais tempo de ir ao *gateball*."

Por um momento, Satoshi se entristeceu, pois sabia que nem mesmo Hiroshi acreditava que suas palavras o convenceriam. Entretanto, em vez de desmenti-lo, preferiu zombar do amigo, como ele sempre fazia. Disse que Hiroshi precisava mesmo aproveitar os poucos anos que tinha, pois já estava com um pé na cova. Ele riu e respondeu que enterraria todos os companheiros do *gateball*, até o Hideyuki, a quem agradeceria por deixar uma viúva bonita.

Satoshi sabia quais eram os reais motivos da decisão de Hiroshi em abandonar os treinos, mas não diria nada sobre isso, e também não voltaria a encorajá-lo a continuar, porque não sabia o que fazer para livrá-lo dos constrangimentos no campo. Considerou parar também. Hiroshi havia insistido para ele retornar ao *gateball*, por isso não se sentia animado a prosseguir sem ele. Porém, se dissesse ao amigo que não iria mais aos treinos, talvez ele se sentisse coagido a mudar sua decisão. Ficou em silêncio, aguardando Hiroshi terminar com aquela situação aflitiva, mas ele prosseguiu, como se quisesse prolongar a despedida:

"Por favor, diga a todos que não irei mais porque minha filha vai chegar e vai precisar de mim. Não precisa dar detalhes. É claro que todos vão lamentar, principalmente a Miechan, que, você sabe, é apaixonada por mim."

Ambos riram. Depois Hiroshi prosseguiu falando dos anos em que praticou *gateball*. Pediu para Satoshi dar um recado ofensivo para Hideyuki. Disse que os dois eram seus melhores amigos.

"Qualquer domingo vou pedir pra Akiko fazer um almoço e vou chamar você, a Kimichan, o velho corno e a Satiko. É claro que vou pedir pra ela colocar pouco sal na comida e também vou pedir uma ambulância pra ficar de prontidão na frente da casa."

As brincadeiras de Hiroshi sobre a velhice dos amigos começaram a aborrecer Satoshi. E já estava com fome, pensava no que Akemi preparara para o almoço. Os meninos que conversavam no degrau da escada não estavam mais lá. Satoshi ficou olhando o espaço vazio em frente ao portão enquanto o companheiro saía do carro e abria a porta traseira para pegar o taco que acabara de aposentar. Aguardou-o entrar. A imagem do amigo acenando antes de abrir a porta da casa e desaparecer atrás dela ficou impregnada em sua mente. Não sabia que era a última vez que o veria.

Sayuri chegou a tempo de abraçar o pai e passar cinco dias com ele. No sexto dia, Hiroshi morreu. No velório, ela disse a Satoshi que não perdoaria a si mesma se não estivesse presente naquele momento. Quando a mãe faleceu, não a via há cinco anos e não pôde comparecer ao seu enterro. Distante mais de dezessete mil quilômetros, sozinha, olhando da janela de seu pequeno apartamento o firmamento estrelado e pensando que a mãe era enterrada àquela hora sob um céu azulado, chorou convulsivamente. No dia seguinte, levantou no mesmo horário de sempre e trabalhou o dia inteiro no setor de inspeção da fábrica, procurando trincas e outras imperfeições em peças automotivas. Não contou a ninguém que a mãe morrera. Nos quarenta minutos de intervalo para o almoço, comeu rapidamente, sentou no chão do pátio encostada à uma parede e adormeceu.

Não queria estar distante quando o pai morresse. Por isso, apressou seu retorno ao Brasil. Ele estava velho. Não queria receber um telefonema no Japão com a notícia de que ele morrera. Pensou em trabalhar mais alguns anos para ter uma aposentadoria com um valor maior, mas não poderia contar com a sorte. Nos cinco dias que passaram juntos, conversaram muito, riram, fizeram planos sobre a loja, sobre o apartamento dela que ainda estava alugado e onde moraria quando fosse desocupado. A família toda passaria o próximo fim de semana num hotel de águas termais. E porque os planos sempre são mais exitosos que a sua realização, Hiroshi morreu feliz.

**O professor Décio se juntou a eles e disse que o apelido Satossauro fora criado pelos alunos que mais gostavam de Satoshi, acrescentando, em voz baixa, que a professora Ângela nunca teve apelido porque ninguém a suportava**

O professor João Pedro telefonou convidando Satoshi para um churrasco em comemoração ao seu aniversário em sua casa numa noite de sexta-feira. A professora Nanda confirmou que vem, disse rindo. Satoshi se animou com o convite, pois a última vez que se encontrara com os amigos do colégio fora no velório da filha, quando não pudera lhes dar muita atenção. Queria revê-los numa situação diferente. Mas Satoshi não confirmou sua participação no churrasco de imediato. Não poderia levar Kimiko, pois ela se sentiria desconfortável numa festa ruidosa, com pessoas conversando sobre temas que não lhe diziam respeito. E ele não se divertiria. Também não poderia deixá-la sozinha em casa. Antes da morte de Cecília, conseguia equilibrar sua vida familiar com a vida social, pois ela fazia companhia à mãe quando ele saía. Com a ausência da filha, pensava com alguma culpa que a esposa se tornara um embaraço. Com a contratação de Akemi, conseguiu restabelecer certo equilíbrio, mas o convite de João Pedro fez Satoshi pensar novamente em Kimiko como um empecilho.

Akemi socorreu o patrão. Ela ouviu a conversa ao telefone e se prontificou a ficar com Kimiko na noite da festa.

"Se o senhor não se importar, eu posso dormir aqui, então não precisa voltar cedo, e eu vou embora no sábado de manhã."

Na casa de João Pedro, alguns professores cercaram Satoshi. Lamentaram a morte de Cecília, perguntaram sobre sua esposa, quiseram saber sobre a vida de aposentado. Sentindo falta do Gabriel Santoro?, perguntou professor Décio, referindo-se ao aluno considerado o mais indisciplinado do colégio. Satoshi riu. Depois confessou que era mais feliz quando dava aulas. Agora, como ex-professor, não distinguia mais a sexta-feira do sábado. E então, disse professor Reginaldo, agora todo dia é sábado.

Satoshi bebeu o resto da cerveja no copo e expôs sua teoria, que já havia defendido em conversa com a filha sem sucesso: a sexta-feira vale, principalmente, pela expectativa que se cria com relação ao sábado. Se as sextas e os sábados são iguais, as sextas perdem metade de seu sabor. Uma característica da profissão docente que agradava Satoshi era a diversidade dos dias, pois a segunda-feira era diferente de terça-feira em função dos horários que precisava cumprir no colégio e da diferença das turmas para as quais ministrava aulas. E às terças se seguiam as quartas, as quintas e as sextas, cada dia com sua singularidade. A vida é estranhamente bela, disse se dirigindo ao seu amigo Reginaldo, o seu sábado pode não ser aquele que você planejou, pode ser péssimo, mas você viveu o entusiasmo de sexta-feira, e isso ninguém mais tira de você. Isso é bobagem, Décio retrucou, a vida só é bela quando eu planejo um sábado com muita cerveja e muito sexo, e isso se realiza! Todos riram, e alguém gritou, faz tempo que a sua vida não é bela, hein, Décio! Alguns apoiaram a teoria de Satoshi, outros concordaram com o professor Décio, e o tema se estendeu por mais quinze ou vinte minutos. Depois o professor Reginaldo mudou o rumo da conversa, afirmando que Satoshi jamais deixaria de ser professor. Se um aluno encontrar o senhor na rua, explicou, ele vai chamar o senhor de professor, e se esse mesmo aluno encontrar o senhor daqui a dez anos, ele vai continuar chamando o senhor de professor.

Satoshi contou aos amigos sobre a mudança para o apartamento, esquivando-se de falar sobre o problema da hipoteca da casa. Comentou sobre os treinos de *gateball*, a contratação de uma cuidadora para Kimiko, graças a quem estava presente naquela confraternização. O professor Décio, que fora ao banheiro e estava retornando, disse em voz alta, então viva a d. Akemi! A professora Nanda, que fora acompanhada do namorado — um sujeito grandalhão e musculoso, que parecia ser mais novo que ela e não tomava cerveja nem refrigerante —, disse num tom de lamento que o professor Douglas ordenara a extinção do jardim do colégio, que recebera calçamento e fora transformado em um bicicletário. Ela lembrou que Satoshi destacava a cada bimestre um grupo de alunos para se encarregar de adubar, regar e podar as azaléas e as roseiras a fim de manter o jardim sempre impecável, o que era motivo de elogios, não somente de quem entrava no pátio do colégio, mas também daqueles que passavam na rua e admiravam as flores. Satoshi disse que passara em frente ao colégio e havia visto essa mudança, mas que compreendia o que o diretor fizera, pois o bicicletário era uma reivindicação antiga dos alunos. É verdade, concordou outra professora, erguendo os olhos do prato com uma porção de maionese e uma fatia de contrafilé, acho que não transformaram o jardim em estacionamento de bicicletas antes por sua causa, professor Satoshi, porque o professor Douglas tinha um respeito muito grande pelo senhor.

Num momento em que Satoshi ficou sozinho, o professor Lucas Machado se aproximou e disse, agora está tranquilo, mas no início foi difícil substituir o senhor, os alunos estavam acostumados com as suas aulas, gostavam muito do senhor.

Embora sentisse franqueza em sua voz, Satoshi não pôde ter certeza de que ele era sincero. Talvez estivesse apenas sendo gentil. Lembraram-se de alguns alunos, riram um pouco. O professor Lucas Machado, de quem Satoshi tivera uma impressão negativa no primeiro encontro, afinal era um bom sujeito. O professor Décio se juntou a eles e disse que o apelido Satossauro fora criado pelos alunos que mais gostavam de Satoshi, acrescentando, em voz baixa, que a professora Ângela nunca teve apelido porque ninguém a suportava. Não diga isso, pediu Satoshi, olhando ao redor para ver se ela não estava próxima. O professor de educação física prosseguiu, a mulher vem com aquele salto, a cara de quem não é comida pelo marido há quatro meses, nenhum aluno gosta dela. Lucas ria. Décio tinha uma teoria: os alunos só davam apelido para os professores de que gostavam. Ou os chamavam usando aumentativo ou diminutivo. Ele, por exemplo, era Decinho. Algumas alunas me chamam de Docinho, gabou-se, já com a voz alterada pelo álcool. Então não gostam de mim, concluiu o professor Lucas, não me chamam de Luquinha e nem de Lucão e não tenho nenhum apelido. O professor Décio contestou, alegando que o companheiro ainda era muito novo no colégio.

Satoshi retornou ao seu apartamento pouco depois das onze horas após levar o professor Décio para casa, pois ele se embriagara e ficara sem condições de dirigir. Kimiko já estava dormindo, e Akemi assistia à televisão na sala. Ela estava à vontade, com as pernas dobradas e encolhidas sobre o sofá. Satoshi nunca a vira nessa situação de relaxamento. Usava um vestido azul-claro, que não lhe pareceu ser uma camisola, mas era leve, e sob o tecido ele vislumbrou suas pernas brancas e lisas. De repente, ela pareceu ter se dado conta de que não estava em casa e tirou as pernas do sofá, aprumou-se um pouco. Satoshi lhe disse que poderia se recolher para dormir, mas ela preferiu terminar de assistir ao filme: mais dez, quinze minutos, sr. Satoshi. Ele foi ao quarto ver a esposa, que roncava baixinho e parecia tranquila.

Satoshi voltou à sala, sentou no sofá a uma distância protocolar de Akemi. Ela perguntou se ele não queria assistir a outro canal, e Satoshi lhe disse que não, que não queria assistir nada, mas também não estava com sono, por isso ainda não deitaria. Levantou, foi à cozinha e tomou os três comprimidos para diabetes. Depois foi à janela.

Quando retornou ao sofá, passavam os créditos na tela da televisão. Ela desligou o aparelho, fez um comentário sobre o filme, disse que chorara ao assistir à cena de uma personagem cantando uma canção dramática após cortar o próprio cabelo para vendê-lo e enviar o dinheiro a um casal que cuidava de sua filha. Depois perguntou se a festa tinha sido boa, e Satoshi disse que sim, lhe fizera bem rever os amigos, saber que ainda tinha um vínculo com os professores com quem trabalhara por tantos anos. Então ficaram em silêncio. Satoshi pensou que Akemi fosse levantar, recolher-se no quarto para dormir, mas ela não se moveu. Talvez o mesmo ímã que o mantinha grudado ao sofá a segurasse também. Ele não queria ir ao seu quarto, queria seguir na companhia de Akemi. Dois palmos os mantinham numa distância segura, e ele olhava para frente, para a tela preta da televisão. Por um momento, lembrou-se de que Kimiko estava no quarto ao lado, mas um perfume discreto de lavanda vinha de Akemi. Por fim, ela disse que não ia a uma festa há muito tempo, e Satoshi desejou que tivesse ido à casa do professor João Pedro com ela. Ela teria se divertido. E os seus amigos teriam gostado de sua fala sem pressa, de sua simplicidade, de seu sorriso espontâneo. Da próxima vez iremos os três, ele falou sem pensar, e ela contestou, fora contratada para cuidar de d. Kimiko, não para ir a festas.

"É claro. Que ideia tola a minha."

Ainda ficaram conversando cerca de trinta minutos. Às vezes, Akemi levava a mão direita ao cabelo para ajeitar uma mecha. Ela falou das festas a que ia quando era jovem, dos transtornos que causava em casa, onde a mãe a esperava até às três, quatro da manhã, quando retornava. Tinha muitas amigas, que foram se afastando conforme casavam. Quando Akemi fazia uma pausa, ele se apressava em dizer algo, temendo que ela levantasse para ir dormir. Emendava um assunto qualquer, e se sentia um imbecil por iniciar um tema tolo. Quando finalmente Akemi levantou, acompanhou-a com o olhar enquanto ela se dirigia à cozinha para tomar o seu copo d'água. Podia adivinhar o seu corpo firme sob o vestido azul, que era largo e não dizia dos contornos de sua cintura e de suas nádegas.

Na semana seguinte, Satoshi aproveitou exatamente a presença de Akemi na casa para ir ao apartamento de Suzana. Após a noite de sexta-feira, passara dias inquieto, impaciente com Kimiko. Precisava de Suzana, necessitava sentir o calor de seu corpo. Chegou já afoito, foi impetuoso na cama. Quando terminou, Suzana se ajeitou sob o lençol e perguntou sorrindo, o que foi que aconteceu, sr. Satoshi? Ele sentou na cama e começou a contar sobre Akemi. Narrou as circunstâncias de sua contratação, a gradual aproximação entre os dois e o carinho que ela dedicava a Kimiko. Enquanto escutava, Suzana levantou, vestiu a camisola e foi à janela para fumar o seu cigarro. Depois esmagou a bituca num pequeno pires e foi à cozinha, de onde retornou com duas xícaras de café.

"Três gotas de adoçante, não é, sr. Satoshi?"

Ele assentiu com a cabeça e pegou a porcelana enquanto seguia explicando o quão importante Akemi se tornara para ele e para Kimiko. Suzana sentou numa cadeira para seguir escutando-o.

## É o nosso primeiro jantar em família, disse ela após um silêncio incômodo, logo a gente se acostuma

Às nove horas, Estela ainda não havia pendurado o lencinho na janela. Satoshi estava apreensivo desde às oito, quando conferira pela primeira vez o código combinado com a vizinha. Nos últimos dias, vira Estela poucas vezes. Na semana anterior, ela desceu de manhãzinha para tomar sol e bordar sob a sibipiruna. No domingo, viu-a saindo por volta das dez horas, provavelmente para ir almoçar com a filha e o neto. E na quinta-feira anterior, ela os recebeu como de costume, mas eles foram embora mais cedo.

Satoshi conversou com Estela há quase duas semanas, quando ela presenteou Kimiko com um guardanapo de pano bordado. Foi quando ela lhe contou que trabalhara, até três anos atrás, como cozinheira num restaurante. Começava às nove e seguia até às três da tarde. O dinheiro que ganhava complementava sua aposentadoria e sua pensão para pagar as despesas do apartamento e comprar os remédios não fornecidos gratuitamente nos postos de saúde. Numa ocasião, ficou doente e faltou durante quase uma semana, o que incomodou a chefe de cozinha. Depois começou uma série de reclamações. As outras cozinheiras eram bem mais jovens e cumpriam suas tarefas com maior agilidade e precisão. Um dia, Estela cortou o dedo com a faca. Foi encaminhada ao escritório, onde havia uma caixa de curativos. Quando uma colega passava um esparadrapo sobre a gaze que cobria o machucado, a chefe entrou. Ela encarou Estela, depois baixou os olhos para ver o curativo e, sem dizer nada, saiu. Em seguida, Estela foi liberada para passar o restante do dia em casa. Na manhã seguinte, seu patrão a chamou para ir à sua sala. Ele lhe perguntou se ela trabalhava mesmo mais para ter algo para fazer que pelo salário, como lhe dissera quando iniciou no restaurante, e Estela confirmou. Depois falou que igrejas e associações caritativas estavam sempre à procura de pessoas que pudessem dedicar uma parte de seu tempo ao trabalho voluntário. Sua mãe, professora aposentada de matemática, ia duas vezes por semana a uma organização que atendia crianças e jovens carentes com dificuldades de aprendizagem para proporcionar um reforço escolar. Enquanto ele falava, Estela foi compreendendo o que o patrão sugeria. Era um bom homem. Provavelmente sua chefe já havia feito reclamações sobre ela, porém ele nunca a repreendera. Mas é claro que percebeu que não poderia mais mantê-la. Afinal, o restaurante era um negócio. Por isso, antes que terminasse de falar sobre o trabalho voluntário, Estela levantou e mentiu: não poderia mais seguir trabalhando no restaurante, pois sua filha fizera uma cirurgia e teria que passar cerca de um mês no apartamento dela para auxiliá-la. Além disso, estava cansada. Sou uma velha, afinal, disse para o patrão. Velha nada, contestou o homem, constrangido. E fez elogios, agradeceu sua dedicação. Venha almoçar aqui no domingo, convidou, e traga o seu neto, já que a sua filha não poderá vir.

"É um convite, não precisará pagar. É um modo de agradecer a senhora por esses anos dedicados ao nosso restaurante."

Depois de conversar com o patrão, ela foi ao escritório assinar os documentos da demissão. Ele lhe pagou o período de aviso prévio previsto na legislação para que Estela não precisasse permanecer mais um mês no restaurante sofrendo constrangimentos desnecessários. No domingo, ela não retornou ao restaurante para o almoço.

Estela nunca mais viu o patrão e seus colegas de trabalho. Enclausurou-se ainda mais no seu apartamento, saindo apenas quando era absolutamente necessário. Uma vez por mês, levava os panos de prato que bordava para uma mulher revendê-los.

Satoshi comentou com Akemi sobre a ausência do lencinho na janela, lembrando a última vez em que conversaram com Estela. Depois telefonou para o apartamento dela. Ninguém atendeu. Ficou ainda mais apreensivo. Interfonou para o porteiro e foi informado que ela não saíra do condomínio. Satoshi pediu para ele chamá-la, mas o interfone também não foi atendido. Então ele pegou a chave do apartamento dela e foi para lá quase correndo. Quando enfiou a chave na fechadura, percebeu que o coração estava acelerado.

Um cheiro desagradável de comida vinha da cozinha. Na sala, Satoshi reconheceu a cortina e os móveis que via da sua janela. O lencinho verde estava dobrado sobre a bancada, ao lado da televisão, aguardando ser pendurado na janela para anunciar que Estela estava bem. Do outro lado, o vaso de orquídea. Ele caminhou com receio até o quarto, que estava com a porta entreaberta. Ela estava na cama, deitada de costas, bem no centro. Tinha o semblante tranquilo, parecia adormecida. Satoshi a chamou baixinho. Depois pôs o dedo em seu pulso, em seguida a palma da mão sobre o seu peito. Estava morta.

Satoshi ligou para a portaria, pediu para chamar o Samu. Depois procurou na carteira o número de telefone da filha de Estela.

Aurélia chegou logo após o Samu. Satoshi a reconheceu das suas observações pela janela do apartamento. Estava com sapatos de salto alto. Usava óculos escuros, uma calça branca e uma camisa de seda florida. Era uma mulher elegante. Não se parecia fisicamente com a mãe. Estendeu-lhe a mão, disse que Estela lhe falara sobre ele, que o descrevera como um excelente amigo, alguém em quem confiava incondicionalmente. Satoshi ouviu com embaraço as palavras de Aurélia e estranhou sua fala pausada, sua tranquilidade. Quando abriu espaço para ela adentrar o quarto, a mulher caminhou devagar, como se cada passo fosse ensaiado para uma apresentação teatral.

Um atendente do Samu estava inclinado sobre Estela, examinando-a. Aurélia aguardou o homem se afastar para poder se aproximar. Então foi a sua vez de se inclinar. Beijou a testa da mãe e disse com a voz pausada, vá com Deus, d. Estela, sentiremos muito a sua falta. Depois se afastou para o rapaz seguir com os procedimentos.

Aurélia disse a Satoshi que acompanharia o corpo de Estela até o Instituto Médico Legal e tomaria as providências para o funeral. Pegou um papel e uma caneta na bolsa e anotou o endereço onde a mãe seria velada. Ela entraria em contato com os parentes. Perguntou se havia alguém do condomínio que deveria ser avisado, e Satoshi respondeu que passaria as informações para o síndico e ele se encarregaria de repassá-las para os moradores.

Satoshi ainda ficou alguns minutos sozinho no apartamento de Estela, sentindo sua ausência no sofá onde a via sentada da janela e observando a orquídea sem flores, provavelmente aquela amarela, que o neto lhe presenteara após comprá-la com o dinheiro que ela própria lhe emprestara. Olhou as paredes repletas de quadros com retratos antigos, alguns em preto e branco, emoldurados em madeira e gesso talhado pintados de dourado. Satoshi procurou Estela nas imagens e a reconheceu em uma fotografia em que estava bem mais jovem. Sozinha. Usava uma camisa listrada presa por um cinto largo e uma calça laranja boca de sino, que era moda em algum momento dos anos 70. Estava muito diferente da Estela que conhecera, mas identificou seus traços finos, o nariz adunco, os olhos pequenos perdidos no rosto largo. Procurou também a filha, mas não a encontrou em nenhum retrato. Nem o neto. Havia algumas crianças, mas todas em preto e branco em fotografias muito antigas, já desbotadas. Além dos retratos, os móveis da sala de estar e jantar conjugadas também eram antigos. Estela vivia naquele lugar na companhia de um passado distante.

Depois Satoshi caminhou até a janela. Ver o seu apartamento sob a perspectiva da sala de d. Estela espelhava suas ações diárias desde que chegara ao condomínio Arvoredo. Akemi estava do outro lado. Provavelmente se encontrava ali, na janela, desde a sua saída, aguardando notícias concretas, e vira a movimentação com a chegada do Samu e de Aurélia. Para confirmar o que ocorrera, Satoshi movimentou a cabeça de um lado para outro, depois a abaixou lentamente.

Após o almoço, Satoshi deixou Kimiko sob os cuidados de Akemi e foi sozinho ao velório. Havia várias salas na capela mortuária, mas apenas duas estavam ocupadas. Numa delas, uma criança era velada por uma multidão, que se revezava no pequeno recinto. Ao passar ao lado da porta envidraçada, Satoshi ouviu o choro de uma mulher e o comentário de uma outra, tão novinho, coitado, uma vida inteira pela frente. Na sala onde estava Estela, havia meia dúzia de pessoas. Antes de Satoshi se aproximar do caixão, Aurélia e seu filho foram ao seu encontro.

"Que bom que o senhor veio!"

Aurélia estava aflita, disse que marcara o enterro para às cinco da tarde. Não precisariam aguardar o dia seguinte, pois não viria ninguém de longe. Telefonou para Antônio, mas ele alegou a distância, as dificuldades de uma viagem de última hora, e pediu para Aurélia comprar uma coroa de flores, que já estava num pedestal encostado à parede da cabeceira do caixão com uma mensagem na faixa: *Eternas saudades, do irmão Antônio Pereira e família*. Eu preciso resolver um problema urgente no banco, disse Aurélia, o senhor pode ficar um pouco aqui com o Lucas?

"Eu volto até às três e meia."

Satoshi disse que sim, que ficaria para o enterro, e ela saiu se equilibrando com desenvoltura nos sapatos de salto alto.

Após ficar um instante ao lado do caixão, Satoshi sentou numa das cadeiras que estavam enfileiradas nas duas paredes laterais. Lucas havia saído para fumar na calçada. Ao seu lado, havia dois homens cabisbaixos. Cumprimentaram Satoshi com um leve aceno de cabeça e voltaram à posição anterior. Alguns minutos se passaram, e um deles disse de forma quase inaudível, a gente deveria ter visitado a tia mais vezes. A tia sempre tão sozinha, comentou o outro.

Aurélia retornou pouco antes do enterro. Havia trocado a calça e a camisa por um vestido preto, sóbrio. Manteve os sapatos de salto alto e os óculos escuros. Aproximou-se da mãe, olhou-a por um instante, fez um carinho com a mão na face fria e procurou um lugar para sentar.

Às cinco horas, o carro da funerária levou o caixão até o cemitério, que ficava ao lado do salão. O automóvel, seguido pelas pessoas presentes, estacionou a três quadras do lote onde Estela seria enterrada. Mas não havia homens suficientes para conduzir o caixão até o sepulcro. Lucas segurou uma das alças. Depois um dos sobrinhos. O outro havia ido embora. Satoshi se apresentou, e uma mulher disse, mas o senhor? Ela olhou para os lados procurando alguém mais jovem. Ele fingiu não escutar e seguiu em direção ao caixão. Dois vizinhos do condomínio, percebendo que não havia mais homens, também se ofereceram. Mas ainda faltava uma pessoa. Aurélia, então, aproximou-se de um dos funcionários da funerária e lhe disse algo ao ouvido. Seria o sexto homem.

O cortejo seguiu em silêncio absoluto em direção à sepultura. Aurélia seguiu sozinha, um pouco afastada dos outros. Todos permaneceram ali até o coveiro lançar sobre a tampa de concreto a primeira pá de cimento. Era o sinal para que os presentes se retirassem e retornassem às suas vidas.

Lucas disse algo ao ouvido da mãe, cumprimentou Satoshi abaixando um pouco a cabeça e seguiu com passos rápidos em direção ao portão do cemitério. O sobrinho de Estela foi embora sem dizer nada. Os dois vizinhos e as outras duas mulheres disseram até logo e também seguiram para o portão em duplas. Satoshi ficou emparelhado com Aurélia.

Obrigada por tudo, sr. Satoshi, disse ela, enquanto seguiam por um corredor do cemitério ladrilhado por blocos de cimento. O piso era irregular e forçava a mulher a caminhar devagar para não se desequilibrar sobre os sapatos.

"De nada. Eu gostava muito da d. Estela."

Seguiram calados até alcançarem a rua principal, que conduzia ao portão de saída. Então ela disse que o dinheiro que Estela deixara cobriria todos os gastos do velório e do enterro, e o restante seria usado para construir um túmulo simples, com revestimento de azulejo.

"Um túmulo simples, mas digno."

"Então ela deixou tudo preparado."

"Sim, ela pediu para eu tomar todas as providências."

Além do valor para as despesas, Estela também deixou com Aurélia uma autorização para sacar todo o dinheiro que tinha depositado no banco. Não disse à filha quanto era. Dê uma parte para o meu neto, pediu, trinta por cento. Ela também fez um testamento determinando a doação do apartamento, seu único bem.

Satoshi estranhava o comportamento de Aurélia, sua placidez. Ela prosseguiu, dizendo que os sobrinhos e o irmão que morava em Dourados reclamariam, mas a decisão de Estela era incontestável.

"Ela deixou o apartamento para o senhor, sr. Satoshi."

Ele ainda estava tentando entender por que motivo Estela teve que fazer o testamento, se a filha era sua herdeira natural, quando escutou o seu nome. Parou, olhou a mulher.

Eu não entendi, sussurrou. Ela sorriu.

"Eu deveria herdar o apartamento, não é, sr. Satoshi?"

"Sim, é claro."

"D. Estela realmente gostava muito do senhor."

"Mas e você? Você é a filha!"

"Sr. Satoshi, d. Estela nunca casou, não teve filhos."

Ele tentou dizer algo, mas ela disse antes, o senhor tem um tempo para tomar um café comigo?

Foram caminhando até uma padaria próxima ao cemitério, onde Satoshi perguntou se não havia café preparado em coador. Não havia, e eles pediram dois cafés expressos. Satoshi não acrescentou açúcar, seguindo a orientação de seu médico endocrinologista, preferindo duas gotas de adoçante. Ela também pingou adoçante ao seu café. Não consigo me acostumar com o café puro, justificou-se, olhando para baixo e passando levemente a mão na cintura fina. Satoshi não havia comido nada após o almoço e estava com fome, por isso pediu um pão de queijo. Ela disse que havia comido uma maçã antes de retornar ao velório.

Aurélia comentou que Estela lhe contara sobre o lencinho verde. Eu ri, disse, achei meio mórbido. Depois acabou se convencendo de que era uma boa ideia.

"Meu nome não é Aurélia, sr. Satoshi. Eu me chamo Guiomar."
Eu sempre quis ser atriz, disse. Quando era jovem, trabalhava como cabelereira e ficava vendo as revistas que chegavam ao salão de beleza, desejando brilhar numa capa de revista como as atrizes. Começou a participar de um grupo de teatro amador, mas percebeu que não sairia do anonimato se não fosse para uma cidade maior. Foi então ao Rio de Janeiro e tentou papéis na televisão e no tablado. Fez uma pequena participação numa novela da Rede Globo, mas foi dispensada após o trabalho. Terminou nas ruas de Copacabana, prostituindo-se. Retornou a Maringá cinco anos depois e voltou a trabalhar em outro salão de beleza próximo ao condomínio Arvoredo. Esqueceu-se do sonho de ser famosa e se conformou com o trabalho de cabelereira. Tornou-se sócia do salão. Há três anos, Estela começou a frequentá-lo. Ela ia lá somente para cortar o cabelo, não gostava de tingi-lo. Falava pouco de si mesma, mas gostava que Guiomar falasse sobre a sua vida, o que fazia à noite, aos domingos. Um dia, Estela lhe fez a proposta: que ela frequentasse sua casa uma vez a cada duas semanas como se fosse sua filha. Perguntou se não conhecia um rapaz jovem para fazer o papel de neto. Ficariam duas horas na casa, jantariam com Estela e receberiam uma espécie de cachê. Mas teriam que manter sigilo sobre o acordo. A proposta era estranhíssima, e Guiomar recusou. Mas, na vez seguinte que Estela foi ao salão, ela insistiu, e Guiomar acabou aceitando. Era, afinal, um trabalho de atriz. Conversou com o filho de uma amiga, que também aceitou o desafio.

Na primeira vez que a gente foi lá, disse Guiomar, a gente não sabia muito bem o que fazer. Não era como no teatro ou na televisão, onde decorava as falas de um personagem. Era mais difícil. Riu, eu deveria cobrar mais, mas ela já pagava nosso cachê com dificuldades. Estela queria que eles fossem toda semana, porém ficaria caro para ela, que vendia toalhas bordadas para complementar a parca aposentadoria. Na primeira noite, quando Guiomar e Marcos chegaram ao apartamento, o jantar ainda não estava pronto, então eles aguardaram sentados no sofá. Depois sentaram os três à mesa, todos um pouco constrangidos, sem saber como agir. A cena proposta era de uma mulher idosa que jantava com a filha e o neto, e era somente isso que se sabia. Não houve um ensaio, e Estela não havia dito como a filha e o neto deveriam se comportar. É o nosso primeiro jantar em família, disse ela após um silêncio incômodo, logo a gente se acostuma.

"Aurélia... O seu nome será Aurélia, tudo bem?"

"É claro que sim."

"Eu nunca te disse por que seu pai e eu registramos você com esse nome."

E contou que sempre quisera ter uma filha, e ela se chamaria Aurélia, como a personagem de José de Alencar.

"E você, meu neto, se chamará Lucas."

No segundo encontro, Estela pediu para Guiomar e Marcos incorporarem mais elementos à história que estavam construindo. Aurélia é advogada, disse, tem um escritório no centro da cidade. Guiomar riu, a senhora é quem manda, d. Estela!

"E você, meu neto, é um desses professores de educação física que orientam os alunos, correm com eles na rua."

Personal trainer, disse Marcos, que trabalhava num escritório de contabilidade. Ele gostou da ideia. Levantou, ergueu os ombros, caminhou como caminharia um personal trainer, conforme sua perspectiva. Guiomar riu, e logo Estela a acompanhou na risada. Entretanto, durante o restante da noite, os três ainda pareciam desconfortáveis com a situação.

No terceiro encontro, tudo pareceu mais fácil. Guiomar passou a chamar Estela de mãe, e Marcos a chamava de vó. Eram uma família. Guiomar foi à cozinha ajudar Estela a preparar o jantar, e Marcos ficou na sala assistindo ao noticiário da televisão. Ele podia escutar risos que vinham da cozinha. Depois, durante o jantar, Guiomar falou de uma cliente que não gostara do resultado de um corte de cabelo que ela mesma pedira e saíra do salão esbravejando. Marcos também contou episódios engraçados envolvendo clientes do escritório de contabilidade, e todos riram.

É um trabalho como outro qualquer, disse Guiomar, mexendo a colherinha dentro da xícara vazia de café. Satoshi viu pela parede de vidro da padaria que o movimento aumentara na rua. As árvores não faziam mais sombra. As pessoas caminhavam apressadas na calçada. Guiomar retirou uma nota de cinco reais de sua carteira e a colocou sobre a mesa.

"Eu preciso ir, sr. Satoshi, nem percebi que já era tão tarde."

Satoshi não soube o que dizer para se despedir. Guiomar já levantava e pendurava a bolsa de couro no ombro. Ele olhou para a mulher que lhe subtraíra a Estela que conhecera e lhe entregara outra. Ela esboçou um sorriso e se afastou sem dizer mais nada. Não parecia mais a senhora elegante e altiva que conhecera de manhã. Ao descer o degrau que separava a cafeteria da rua, desequilibrou-se um pouco, mas logo se aprumou e seguiu caminhando na calçada.

## Estava inquieto, e lhe pareceu que Kimiko custou mais para conciliar o sono que em outros dias, e isso o irritou

Na terceira vez em que Akemi dormiu no apartamento de Satoshi e Kimiko, ele foi ao seu quarto. No fim da tarde, houve uma tempestade com vento forte, e a energia elétrica foi interrompida em vários bairros da cidade. Em menos de cinco minutos, o vendaval derrubou árvores e destelhou casas. Da janela do apartamento de Satoshi, Akemi acompanhou, apreensiva, a dança da chuva. Depois ela telefonou para uma vizinha e soube que o prédio onde morava também estava sem energia e não havia perspectivas de retorno até o dia seguinte. Ela morava no sétimo andar, e suas pernas não estavam mais dispostas a levá-la ao apartamento pela escada. Há alguns meses, o síndico havia proposto a instalação de um gerador de energia para o elevador, mas o valor era muito alto, e a maioria dos moradores votaram contra.

Foi Satoshi quem sugeriu que Akemi não fosse embora. Subir sete andares pela escada?, indignou-se. Além disso, passar a noite inteira no escuro, sem ao menos poder assistir à TV. Na segunda vez em que pernoitara no apartamento, ela já deixara uma camisola, roupas íntimas, um par de chinelos e uma nécessaire com itens de higiene, por isso não havia nenhum problema em ficar.

Satoshi se animou com a perspectiva de jantar com Akemi. Nas outras duas vezes, ele saíra e só retornara na hora de dormir. Vamos fazer sukiyaki, ele sugeriu, temos todos os ingredientes. Ela concordou. Ambos entenderam que era uma ocasião exclusiva, e por isso o jantar também seria especial. A chuva cessara, e uma leve brisa trazia pela janela um ar puro. Os canais de televisão noticiavam os problemas que a tempestade causara, incluindo carros amassados com quedas de árvores e o caos do trânsito em função dos semáforos sem funcionamento. Kimiko estava tranquila, parecendo compactuar com o marido e Akemi, que se ombreavam no balcão da cozinha, cortando os legumes que seriam usados para fazer o sukiyaki.

Sentaram os três à mesa na hora do jantar e conversaram animadamente. Satoshi comentou com Akemi que a esposa estava gostando do sukiyaki, e Kimiko, saboreando o prato com visível satisfação, emendou, é claro, fui eu quem fiz. Akemi riu, sim, d. Kimiko, está muito gostoso, depois, a senhora me ensina como é que faz.

Satoshi acompanhou a esposa ao quarto pouco depois das dez horas. Deitou ao seu lado e aguardou-a adormecer. Estava inquieto, e lhe pareceu que Kimiko custou mais para conciliar o sono que em outros dias, e isso o irritou. Quando ela finalmente adormeceu, ele saiu para o pequeno corredor e ouviu o barulho do chuveiro. Parou um instante diante da porta do banheiro. Não pôde evitar pensar na água morna escorrendo pelo corpo de Akemi, pequenas cascatas se formando nas extremidades do corpo. Nos bicos dos seios. Satoshi sentiu a pressão na calça do pijama e se apressou em ir à sala. Sentou no sofá, ligou a televisão e sintonizou num canal de notícias. Um garoto negro, filho de um executivo norte-americano, fora hostilizado numa loja de roupas num bairro elegante de São Paulo ao ser confundido com um menino de rua. Satoshi tentava prestar atenção à reportagem, mas o desassossego o conduzia para fora dela a todo instante. Ainda sentado, viu Akemi saindo do banheiro e se dirigindo à cozinha para tomar um copo d'água. Depois ela disse boa-noite e desapareceu no corredor.

Sem conseguir se conectar com as notícias do telejornal, Satoshi foi à janela. Algumas luzes da torre Flamboyant ainda estavam acesas, o que era sempre um alento, mas as do apartamento de Estela estavam apagadas, e as janelas, cerradas. Não, não era mais o apartamento de Estela, mas seu. Estava aguardando alguns trâmites burocráticos para registrá-lo em seu nome e alugá-lo. Um dos sobrinhos de Estela e o irmão de Dourados se revoltaram contra o testamento. Antônio telefonou para Satoshi xingando-o e insinuou que ele fora amante da irmã. Falou que eram dois velhos, e era uma vergonha. Há quanto tempo estavam juntos?, indagou. Depois disse que entraria na justiça para anular o testamento, mas um advogado o convenceu de que a irmã tinha o direito de fazer o que bem quisesse com seu único bem e que ela gozava de plena saúde mental quando assinara o documento. Além disso, ele não era herdeiro natural, o que dificultaria ter sucesso na demanda. O sobrinho de Estela o procurou e disse que se lembrava de Satoshi do velório da tia. Queria conversar para entender por que ela deixara o apartamento para um amigo que conhecera há poucos meses. Foi embora sem se convencer de que nenhum direito lhe fora subtraído e também procurou um advogado, mas não obteve sucesso em seu pleito.

Depois de ouvir de Guiomar que a biografia que conhecia de Estela era uma peça de ficção, Satoshi ficou aturdido. Tentou, durante vários dias, entender quem era a mulher a quem se afeiçoara, que lhe contara do neto que a enganara para lhe dar um vaso de orquídeas amarelas. De tudo o que Estela lhe dissera, o que era verdade? Dava-se conta, agora, de que não reconhecera no rapaz do velório o jovem irreverente descrito por ela. Talvez a história do vaso de orquídeas fosse outra fantasia criada por ela para ilustrar seu desvario narrativo. E a garota linda que ela tentara esconder do mundo não era a mulher elegante que se equilibrava em sapatos de salto alto. Estela era a metade de quem ele, Satoshi, conhecera. A outra metade era a extensão da mulher que fizera em vão uma mala para ir à praia e fantasiava a vida porque a realidade não lhe bastava.

Às vezes, Satoshi sentia que tomar posse do apartamento era uma usurpação, já que a Estela que conhecera era uma fantasia. Mas o Satoshi que ela conheceu é real, disse Akemi quando lhe confidenciou sua apreensão, e ele se aquietou.

Satoshi abandonou a janela e retornou ao quarto. Deitou novamente ao lado de Kimiko, que dormia profundamente. No silêncio da noite, conseguia ouvir a respiração da esposa. Ouvia, também, alguma movimentação no quarto ao lado. Akemi devia estar inquieta, ainda desacostumada com a cama alheia. Sabê-la ao lado o perturbava. Poderia telefonar para Suzana, perguntar se ela poderia atendê-lo, mas já era muito tarde. E também já fora ao seu apartamento na terça-feira. Não poderia se comportar como um rapazote impulsivo.

Levantou e saiu para o corredor. A porta do quarto de Akemi ficava ao lado do banheiro. Por duas vezes, levou a mão à maçaneta e recuou. Na terceira vez, agarrou-a e a girou. O quarto não estava totalmente escuro, pois a cortina de tecido leve deixava a luminosidade da lua crescente penetrar. Akemi se encontrava deitada, coberta por um lençol. Estava acordada. Ela disse baixinho, Kimikosan? Satoshi entendeu que Akemi queria saber se acontecera algo com sua esposa. Está dormindo, respondeu num sussurro. Depois não disseram mais nada um ao outro. Ele deitou ao lado dela, cobriu-se também com o lençol, e a abraçou.

**Douglas explicou que os cachorros gostam da companhia de outros cachorros, mas afirmou que os animais domesticados se sentem seguros e felizes com os seus donos**

Antes de ir ao abrigo Esperança visitar Peri, Satoshi telefonou a Douglas para se certificar de que o cachorro ainda não fora adotado. Ele esteve diversas vezes no canil desde que deixara o animal lá, e a cada vez Dog se mostrava mais cético em relação à adoção de Peri. Na última vez, disse que provavelmente o cachorro passaria o resto da vida no abrigo.

Satoshi foi ao canil na manhã de sexta-feira. Douglas o recebeu com um filhote no colo. Olha aqui, disse acariciando o animal, outro vira-latinha encontrado na rua. Sem largar o cachorrinho, ele acompanhou Satoshi até a baia, onde Peri estava. Os outros cachorros ficaram alvoroçados. Peri reconheceu o ex-dono imediatamente. Ele se aproximou, abanando o rabo e erguendo as patas sobre a grade, querendo atravessá-la com sua euforia. O cachorro não esquece o seu dono, disse Douglas. Satoshi perguntou se poderia tirá-lo da baia, e o rapaz foi buscar uma coleira para que ele pudesse ficar um pouco com Peri no acanhado pátio, onde havia um ipê sem flores, alguns manacás-da-serra floridos e um gramado pedindo poda.

O homem e o cachorro caminharam no piso pavimentado, lembrando as caminhadas que faziam quase diariamente no fim da tarde ou de manhãzinha nas ruas próximas à casa onde moravam. A coleira emprestada por Douglas nem era necessária, pois o cachorro não se afastava de Satoshi. O animal se cansou em quinze minutos de caminhada. O homem então sentou num banco de concreto, com Peri à sua frente, a respiração ofegante.

Você está ficando velho como eu, disse Satoshi, passando a mão sobre a cabeça do cachorro. Ele deve estar me perguntando de Kimiko, pensou.

"A Kimiko está bem. Ela sempre me pergunta de você. Está com saudades. Da próxima vez, vou trazer a Kimiko comigo."

Ficaram mais uns trinta minutos juntos, e parecia que nunca haviam se separado. Depois Satoshi entregou o animal a um funcionário do canil e foi ao escritório conversar com Douglas.

"Será que Peri é feliz aqui?"

Douglas explicou que os cachorros gostam da companhia de outros cachorros, mas afirmou que os animais domesticados se sentem seguros e felizes com os seus donos. Ele lembrou as semanas seguintes à chegada do cão ao abrigo. Peri ficava encolhido num canto, lambendo as patas. Como frequentemente se recusava a comer, emagreceu muito. Aos poucos os colaboradores conquistaram a confiança do cachorro, e ele começou a interagir com os outros animais, recuperando-se.

Satoshi quis levantar e voltar ao canil onde estava Peri para passar a mão em seu pelo e lhe dizer que sentia muito. Ficou alguns instantes em silêncio, com a cabeça baixa. Quando a levantou e olhou Douglas, percebeu o que ele estava pensando.

"Mas moro num apartamento pequeno. Peri não iria gostar."

"Aqui ele também passa a maior parte do tempo na baia, que é menor que um quarto. Sr. Satoshi, Peri não gostou de se mudar pra cá e de não ter mais a sua companhia. Ele também vai estranhar o apartamento, mas com o tempo se acostuma. E vai estar ao seu lado, o que é mais importante. Leve-o pra passear na rua pelo menos uma vez ao dia, duas vezes se for possível. O senhor está aposentado, eu sei que dará muita atenção a ele."

Mas tem a norma do condomínio, Satoshi ainda retrucou. Ele havia lido o estatuto, e nele constava que eram permitidos somente cachorros de porte pequeno, como a síndica havia alertado quando se mudara. Douglas disse que o condomínio não podia proibir a presença de cães no apartamento. O Peri é dócil, acrescentou, não vai nem precisar usar a focinheira. Se o condomínio insistisse na proibição, indicaria um advogado que facilmente conseguiria revertê-la.

Satoshi não queria se indispor com a síndica ou com outros moradores do Arvoredo, mas a perspectiva de ter Peri novamente consigo já o conquistara, e agora faria de tudo para levá-lo ao seu apartamento. Douglas lhe mostrou na internet as leis que protegiam o direito do morador de condomínio de ter o seu animal de estimação. Satoshi anotou tudo e saiu do abrigo com a promessa de que teria Peri novamente com ele em três dias. Era sexta-feira, e Douglas disse que o cachorro estava agendado para uma consulta com o veterinário na segunda-feira. Nesse intervalo, Satoshi conversaria com a síndica, uma mulher afável, compraria ração e ajeitaria um cantinho na lavanderia para o cachorro dormir.

Satoshi chegou ao apartamento com receio de que Akemi não gostasse da ideia de ter um cachorro, mas ela ficou entusiasmada. Vai ser bom para d. Kimiko também, disse. Akemi não errou. Kimiko recebeu o animal como se fosse a primeira vez que o via, mas Peri a reconheceu imediatamente. Aproximou-se dela, esfregando-se em suas pernas. Kimiko sorriu, passou a mão na cabeça do cachorro, perguntou o seu nome. E seria assim várias vezes durante o dia. Peri teria que reconquistá-la a cada instante.

Alguns poucos condôminos do Arvoredo se mostraram hostis à presença do cachorro. Ao encontrar Satoshi com Peri no corredor, uma vizinha lhe disse que tinha medo de ser mordida, e ele a tranquilizou, afirmando que o animal era muito dócil. Outra moradora interfonou para o apartamento de Satoshi, dizendo que estava colhendo assinaturas para expulsar Peri do condomínio, mas a síndica, que havia se convencido de que a proibição do animal contrariava a lei, tranquilizou-o, sustentando que nenhum abaixo-assinado poderia se sobrepor ao preceito legal.

Pra que ficar criando confusão com os vizinhos?, criticou Roberto ao telefone, é só um cachorro. Depois perguntou de Akemi. Estava nervoso. Contou a experiência de um amigo que contratara uma empregada doméstica que acabara se envolvendo sexualmente com o seu filho adolescente, transmitira-lhe uma doença venérea e o roubara antes de deixar a casa. *Tōchan*, alertou, tem que saber quem coloca dentro de casa, não é porque é *nihonjin* que pode ir confiando. E quis saber o sobrenome de Akemi, quantos anos tinha, se era casada. Já haviam conversado sobre ela em telefonemas anteriores, mas Satoshi dissera pouco, que era uma excelente cuidadora e que ele e Kimiko tiveram sorte em contratá-la. Roberto, por fim, disse o que parecia querer dizer desde o início da conversa:

"*Tōchan*, os parentes estão ligando pra saber. Tá todo mundo comentando sobre essa Akemi. Tia Kioko me ligou ontem querendo saber o que está acontecendo."

Kioko era a irmã caçula de Kimiko. Era solteira, morava em Curitiba, e fazia alguns anos que não se viam. Quando Kimiko apresentara os primeiros sinais de demência, telefonava com frequência para conversar com a irmã. Depois, conforme as conversas foram se tornando mais desconexas, os telefonemas foram escasseando. Na última vez, pediu ao cunhado para que não internasse a irmã numa casa de repouso.

"Diga à sua tia que Kimiko está bem, que não precisa se preocupar."

Satoshi não deu muitas explicações ao filho. Não lhe diria, por enquanto, que Akemi estava morando com ele e a esposa, que ela ocupava o segundo quarto do apartamento. Kimiko estava bem, melhor que antes, quando ele se eximia da responsabilidade maior e a deixava aos cuidados de Cecília, que a protegia excessivamente. Satoshi só queria desligar o telefone e sair para passear com Akemi e Kimiko. Era domingo, afinal de contas! O sol morno despontava a todo momento por detrás das nuvens brancas, e desde sexta-feira estava na expectativa de tomar o café da manhã numa padaria próxima. Domingo vamos tomar café na padaria, dissera Akemi para Kimiko diversas vezes nos dois dias anteriores, e todas as vezes a esposa escutava a novidade com surpresa, mas feliz.

Após se despedir de Roberto, Satoshi trocou algumas palavras com Rosângela, que se desculpou e repetiu o que já dissera diversas vezes: com o falecimento de Cecília, era sua obrigação como nora cuidar da sogra enferma, mas ainda não tinha condições de retornar ao Brasil. De repente, talvez porque estivesse feliz, Satoshi sentiu uma grande compaixão por ela. Era uma mulher frágil, com pouca determinação para tomar decisões e enfrentar situações novas. Deve ter sofrido para se adaptar ao Japão. Satoshi se despediu da nora e depois conversou com cada uma de suas netas, que não tinham paciência para sustentar um diálogo mais longo com o avô. Fala pra *jiichan* que você vai fazer uma excursão do colégio, ouvia Roberto falando para a mais nova para alongar um pouco mais a conversa. Satoshi gostava de ouvi-las falando em japonês, com um vocabulário bem maior que o do pai. Quando conversavam com o avô, usavam poucas palavras em português, e, às vezes, ele mesmo não entendia o que diziam. Sempre repetiam que estavam com saudades, e então a palavra era mesmo essa: saudades. Satoshi não sabia se era verdade, desconfiava que o pai orientava as filhas a dizerem isso. *Jiichan* também está com saudades, falava igualmente sem muita convicção e desligava.

Saíram os três. Peri os seguiu até a porta do apartamento acreditando que os acompanharia e ficou rosnando enquanto seguiam pelo corredor. A gente volta logo, Satoshi explicou, sentindo-se um pouco culpado por não incluir o cachorro no passeio familiar. Na rua, o sol tênue da manhã de domingo os preenchia de uma alegria gratuita. Kimiko ia no meio, com o braço direito entrelaçado ao braço esquerdo do marido. Do outro lado, Akemi seguia apontando o que via na rua.

"Olha, d. Kimiko, aquele cachorro fazendo xixi na árvore!"

Fazia perguntas que podiam ser facilmente respondidas, aquela flor, d. Kimiko, que flor é? E ela respondia, Rosa, é rosa, você nunca viu uma rosa? Então Akemi ria e dizia, é claro, é uma rosa.

Satoshi conduzia a esposa pela calçada, pois ela não era mais dona de seus passos. Ao chegar a uma esquina, Kimiko não sabia se deveria seguir em frente ou virar à esquerda ou à direita. Mas seus passos lentos e indecisos também definiam os do esposo, que os acompanhavam para chegarem sempre juntos ao destino. Da mesma forma, Akemi encurtava os seus passos para seguir ao lado. Quando surgia um obstáculo, como uma árvore ou um suporte de ferro com lixeira, ela interrompia o passo para que Satoshi e Kimiko pudessem seguir, e depois os alcançava.

A marca FSC® é a garantia de que a madeira utilizada na fabricação do papel deste livro provém de florestas gerenciadas de maneira ambientalmente correta, socialmente justa e economicamente viável e de outras fontes de origem controlada.

Copyright © 2024 Oscar Nakasato

Todos os direitos reservados. Nenhuma parte desta obra pode ser reproduzida, arquivada ou transmitida de nenhuma forma ou por nenhum meio sem a permissão expressa e por escrito da Editora Fósforo.

**DIRETORAS EDITORIAIS** Fernanda Diamant e Rita Mattar
**EDITORA** Eloah Pina
**ASSISTENTE EDITORIAL** Millena Machado
**PREPARAÇÃO** Clarissa Growoski
**REVISÃO** Adriane Piscitelli e Renato Ritto
**DIRETORA DE ARTE** Julia Monteiro
**CAPA** Denise Yui
**IMAGEM DE CAPA** Kenji Lambert
**PROJETO GRÁFICO** Alles Blau
**EDITORAÇÃO ELETRÔNICA** Página Viva

---

Dados Internacionais de Catalogação na Publicação (CIP)
(Câmara Brasileira do Livro, SP, Brasil)

Nakasato, Oscar
  Ojiichan / Oscar Nakasato. — São Paulo : Fósforo, 2024.

  ISBN: 978-65-6000-043-8

  1. Ficção brasileira I. Título.

24-209433                                              CDD — B869.3

Índice para catálogo sistemático:
1. Ficção : Literatura brasileira    B869.3

Cibele Maria Dias — Bibliotecária — CRB-8/9427

Editora Fósforo
Rua 24 de Maio, 270/276
10º andar, salas 1 e 2 — República
01041-001 — São Paulo, SP, Brasil
Tel: (11) 3224.2055
contato@fosforoeditora.com.br
www.fosforoeditora.com.br

Este livro foi composto em GT Alpina e
GT Flexa e impresso pela Ipsis em papel
Pólen Natural 80 g/m² da Suzano para a
Editora Fósforo em julho de 2024.